MÉMOIRE

SUR

LA FIÈVRE TYPHOÏDE,

SUR LES

DIVERSES FORMES QU'ELLE PEUT PRÉSENTER

ET SUR LE

TRAITEMENT QUI LUI EST APPLICABLE;

Mémoire honoré d'une médaille d'or par la Société médicale de Toulouse,

PAR J.-B. DE LARROQUE,

MÉDECIN DE L'HOSPITAL GÉNÉRAL, CHEVALIER DE L'ORDRE ROYAL DE LA LÉGION-D'HONNEUR, MEMBRE DE PLUSIEURS SOCIÉTÉS SAVANTES.

> Perpendere nunc juvat, ea quæ nocuisse
> deprehensa sunt, cum non a juvantibus
> solum, sed quam maxime a nocentibus
> instruamur.
>
> STOLL, *Ratio med.*)

PARIS,

LIBRAIRIE DES SCIENCES MÉDICALES

DE JUST ROUVIER,

8, RUE DE L'ÉCOLE DE MÉDECINE.

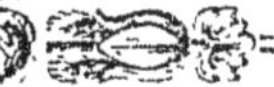 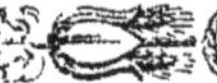

1839.

MÉMOIRE

SUR

LA FIÈVRE TYPHOÏDE.

MÉMOIRE

SUR

LA FIÈVRE TYPHOÏDE,

SUR LES

DIVERSES FORMES QU'ELLE PEUT PRÉSENTER,

ET SUR LE

TRAITEMENT QUI LUI EST APPLICABLE;

Mémoire honoré d'une médaille d'or par la Société médicale de Toulouse,

PAR J.-B. DE LARROQUE,

Médecin de l'hôpital Necker, chevalier de l'Ordre royal de la Légion-d'Honneur, Membre de plusieurs Sociétés savantes.

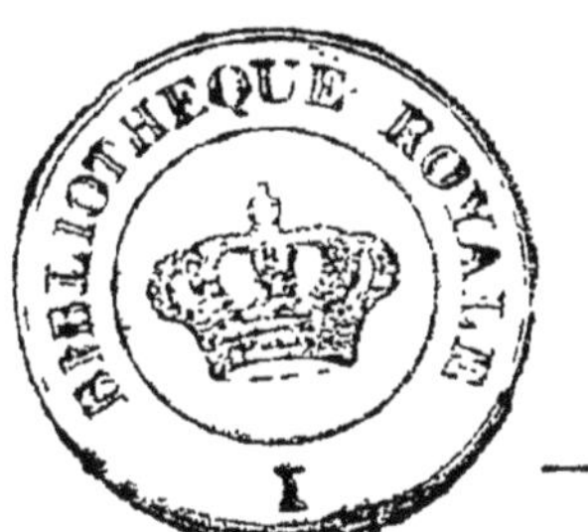

Perpendere nunc juvat, ea quæ nocuisse deprehensa sunt, cùm non à juvantibus solùm, sed quàm maxime à nocentibus instruamur.

(STOLL, *Ratio med.*)

PARIS,

LIBRAIRIE DES SCIENCES MÉDICALES

DE JUST ROUVIER,

8, rue de l'École de Médecine.

1839.

IMPRIMERIE DE Mme HUZARD (NÉE VALLAT LA CHAPELLE),
RUE DE L'ÉPERON, N° 7.

A MONSIEUR LE COMTE D'ARGOUT,

ANCIEN MINISTRE, PAIR DE FRANCE,

GOUVERNEUR DE LA BANQUE,

Comme un témoignage de la profonde amitié que je lui porte, et des sentiments de reconnaissance dont ses bienfaits m'ont pénétré.

B. DE LARROQUE.

CONSIDÉRATIONS PRÉLIMINAIRES.

Si je me décide à publier cet opuscule dans le moment actuel, c'est en grande partie pour condescendre aux désirs de quelques amis qui sont dans l'opinion que je n'ai pas suffisamment initié les praticiens, soit dans le traitement que j'emploie contre la fièvre typhoïde, soit dans les principes qui sont la base de ma conduite.

Ce travail, ayant été fait dans l'unique objet de répondre à une question proposée par une société savante, et ayant été confectionné très à la hâte, pourra-t-il satisfaire les praticiens ? j'ose concevoir cette espérance, bien qu'il ne soit et ne puisse être qu'un extrait succinct d'une œuvre beaucoup plus importante que j'élabore depuis plusieurs années, et que je m'empresserai de mettre au jour quand je croirai que les faits sur lesquels elle repose seront plus que suffisants pour convaincre que, durant longues années, on est tombé dans une grande erreur, en considérant la fièvre typhoïde comme l'effet d'une gastro-entérite, en prétendant qu'elle est souvent due à l'action des évacuants ; en soutenant, enfin, que les antiphlogistiques sont les instruments au moyen desquels on la combat avec le plus de succès.

Ou je m'abuse très fort, ou il m'est permis de penser que, lorsque mes confrères auront lu le mémoire que je soumets aujourd'hui à leur impartialité, il deviendra certain pour eux que l'école physiologique, ou prétendue telle, a confondu l'*état saburral des premières voies* avec la gastro-entérite. Cet état n'a fixé son attention que d'une manière très secondaire, quoique tout nous démontre qu'il doit être regardé comme la source d'où émanent tous les symptômes typhoïdes.

Je n'exposerai pas ici les raisons diverses qui m'ont engagé à concevoir une telle opinion, conforme d'ailleurs à celle des plus illustres pathologistes des siècles antérieurs ; je dirai seulement que je les ai déduites de mes nombreuses observations cliniques, de l'anatomie pathologique et d'une multitude de documents historiques.

L'étude journalière et attentive des malades soumis à mes soins m'a démontré que, lorsque la gastrite se forme (ce qui, certes, est infiniment plus rare que ne le croit la généralité des médecins), son apparition est toujours postérieure à celle du mouvement fébrile ; que, dans bien des cas, elle ne se manifeste point, quoique les accidents généraux aient acquis un degré fort remarquable d'intensité ; que les symptômes soi-disant indicateurs de cette maladie sont admirablement maîtrisés par les évacuants supérieurs et inférieurs.

D'autre part, il est aujourd'hui de notoriété que les

plaques de *Peyer* et les follicules de *Brunner* ne présentent pas constamment des altérations dans la fièvre typhoïde (1); que, lorsque l'existence de ces altérations peut être raisonnablement admise *à priori*, les purgatifs réitérés en font encore prompte justice, pourvu, toutefois, qu'on n'attende pas, pour y remédier, que la désorganisation de l'intestin soit très profondément opérée.

Ces faits étant devenus tout à fait irrécusables, nous nous sommes cru autorisé à en conclure qu'ici, comme dans le cas de gastrite, la phlegmasie est *symptomatique*.

Elle est, selon nous, le produit de l'action que des liquides dégénérés exercent sur le canal alimentaire; aussi est-ce particulièrement dans le lieu où ces liquides sont accumulés en quantité que se rencontrent les altérations organiques; et, comme d'autre part, la corruption de ces fluides est proportionnelle à l'ancienneté de la maladie, comme, malgré les évacuations spontanées, ils séjournent très longtemps à la fin de l'intestin grêle, ainsi que le démontre la permanence du gargouillement dans la fosse iliaque droite; comme, enfin, leur stagnation ne saurait se prolonger sans qu'ils ne finissent par pénétrer en plus ou moins grande masse dans le torrent circulatoire, il s'ensuit que nous avons admis cette translation au moyen de laquelle nous nous sommes rendu compte des troubles qui, tôt ou tard, se montrent dans l'ensemble de l'organisme.

---

(1) Voyez les ouvrages de MM. Louis et Chomel relatifs à la fièvre typhoïde.

Cette théorie, non confirmée encore par des expériences chimiques, et qui, je l'espère, le sera un jour ou un autre, est tellement ancienne qu'elle se trouve consignée dans les ouvrages d'Hippocrate (1), et reproduite dans tous les autres auteurs de l'antiquité ; elle nous paraît la seule qui soit bien concordante avec les résultats journaliers de la thérapeutique.

Qu'on fasse, en effet, attention à celle qui explique les désordres généraux par la résorption du détritus des ulcérations intestinales, et l'on verra qu'elle est si peu susceptible d'être soutenue, qu'elle n'est point applicable dans les cas où les plaques manquent, dans ceux où, quoique très saillantes, elles n'ont pas éprouvé la dégénérescence ulcéreuse.

Dira-t-on, d'un autre côté, que c'est par suite de la réaction déterminée par ces lésions que l'affection générale se prononce ? Mais, alors, qu'on me prouve donc que les douleurs abdominales sont constantes et très vives dans la fièvre typhoïde, qu'on me fasse voir que les phénomènes de réaction sont en harmonie avec l'intensité et l'étendue de l'inflammation ; car, sans ces puissants témoignages, il est impossible que je puisse croire à ces influences sympathiques dont on nous a tant parlé, et qui paraissent n'avoir été imaginées que pour couvrir l'ignorance où l'on était sur la véritable cause du mal.

Nous verrons, par la suite, que les documents cliniques démentent à chaque instant cette théorie, et que, dès lors, elle ne mérite pas une réfutation sérieuse.

En est-il de même d'une accusation qu'on a faite

______

(1) De internis affection., tom. II, page 246 et suiv. Linden.

depuis longtemps et que diverses personnes semblent se complaire à répéter encore contre ma méthode de traitement? non, certes, il faut qu'elle soit relevée de manière à ce que ceux qui l'ont jetée dans le monde médical perdent désormais l'envie d'en parler.

Quelques adeptes d'une doctrine qui a sensiblement perdu de sa splendeur, plusieurs routiniers qui se tiennent cramponnés à leur thérapeutique incohérente, ne se lassent pas de dire, faute de pouvoir mieux faire, que la méthode évacuante favorise ou détermine les perforations intestinales; que, par conséquent, elle devient ainsi l'une des causes de la péritonite consécutive qui entraîne si rapidement la perte des sujets.

Rien de plus faux qu'une telle proposition; car il est notoire que, sur plus de deux cents malades traités par les évacuants à l'hôpital Necker, nous n'avons observé que deux fois ces accidents, et précisément chez des individus qui n'avaient pu subir notre mode de traitement.

Les observations de M. Louis et de plusieurs autres médecins anatomistes ne prouvent-elles pas d'ailleurs qu'on n'a pas besoin de purgatifs pour voir survenir ces perforations du tube alimentaire?

Les faits que nous recueillons journellement avec un soin scrupuleux, ne donnent-ils pas la conviction que, loin de favoriser ou de produire de pareils désordres, notre méthode curative est, au contraire, le plus sûr moyen de les prévenir, attendu qu'en expulsant le principe du mal elle fait disparaître rapidement les souffrances de l'iléum, et avec une certitude proportionnée à l'abondance des évacuations? Et, si cela est itérativement prouvé, n'est-il pas de toute évidence que les accusations dirigées contre les évacuants sont dépourvues de toute base solide, et par conséquent injustes? Bien plus, elles sont, à mon avis, très inhumaines, en ce que leur fausseté est, pour ainsi dire, avouée par les personnes malveillantes qui les mettent en avant, et que néanmoins elles insistent dans leur propagation, afin de détourner les hommes de l'art d'une thérapeutique qui les blesse vivement, parce qu'elle devient subversive de leurs principes pathologiques.

Si les praticiens veulent se convaincre de toute l'absurdité de ces rumeurs, ils n'ont qu'à prendre la peine de pénétrer dans l'hôpital Necker, et ils apprendront que le traitement dont je fais usage, dans la fièvre typhoïde, préserve une foule de malheureux d'une mort certaine ou d'accidents excessivement graves. Qu'ils parcourent d'ailleurs les rangs de nos malades, qu'ils les examinent souvent et ils verront si, sous ce dernier rapport, il n'existe pas une énorme différence entre ceux qui sont soumis au traitement évacuant pur et les individus qu'on a tonifiés ou phlébotomisés de prime abord.

Chez ceux-ci, ils observeront souvent des escarres gangréneuses, des pétéchies proprement dites, des vibices, des hémorrhagies nasales répétées (1), tandis que les malades traités par les évacuants avec opportunité, et avec la hardiesse que donne seule la connaissance de la cause morbide, leur offriront bien rarement de pareils accidents. On ne les verra guère sur-

______

(1) Voyez, à cet égard, ce que disent Pringle et Monro, deux des plus grands observateurs qui aient pratiqué dans les armées anglaises.

venir que chez·les sujets dont la maladie aura été
négligée et qui se seront rendus très tard à l'hôpital :
or, si cela est, si ces données sont déduites rigoureusement de l'observation, ne sera-t-on pas forcé de
convenir que, loin d'offrir les inconvénients que des
médecins intéressés leur reprochent, les évacuants
exercent une action véritablement prophylactique?

Ce sont encore eux qui, selon nous, mettent très souvent obstacle au développement de l'ataxie, l'une des
formes de la maladie qui fixe notre attention, et à l'occasion de laquelle nous avons fait remarquer, d'une
manière toute particulière, qu'elle ne réclame pas d'autre thérapeutique que celle de la fièvre saburrale, son
élément primitif.

Quelques modifications qu'éprouve la cause morbifère, durant la marche de l'affection typhoïde, l'expérience nous a prouvé que c'est toujours elle qui agit
et qui incessamment étend la sphère de son action;
or, s'il en est ainsi, nous ne voyons aucunement la nécessité de changer la nature du traitement, sous le
futile prétexte que l'état morbide se présente sous un
aspect différent. Outre que nous avons démontré combien cette manière de procéder était déraisonnable, nos
observations particulières, quoique peu nombreuses
dans ce mémoire, ne laissent pas le plus petit doute,
qu'en faisant peu d'attention aux formes de la maladie
et en combattant son principe, on arrive presque constamment aux plus heureuses conséquences.

S'il était vrai, comme le prétend M. le professeur
Bouillaud, que l'ataxie reconnaît pour cause l'inflammation des méninges et de la pulpe cérébrale elle-même, ce serait inutilement qu'on chercherait à s'en

rendre maître par les moyens dont nous nous servons dans la fièvre bilieuse. Bien plus, le traitement ne pourrait qu'être défavorable et souvent même tout à fait désastreux; mais comme il est démontré par des observations cliniques et des recherches anatomiques consciencieuses, faites par MM. Andral et Louis, que cette étiologie est une grande erreur, il ne faut pas être étonné, d'après ce que nous avons dit précédemment, de l'influence bienfaisante que ces évacuants exercent sur les phénomènes ataxiques.

Les recherches dont nous parlons ont été signalées avec détail dans ce mémoire et rapprochées de celles qui ont été faites par M. Bouillaud : or il résulte de ce rapprochement que les résultats anatomiques de ce dernier médecin sont absolument les mêmes que ceux de MM. Andral et Louis; mais ce qu'il y a de très curieux, c'est que le professeur de clinique induit de ces faits que la méningite *existe,* tandis que ses confrères en infèrent qu'elle *n'existe pas.*

Ceux-ci refusent d'admettre cette maladie comme source de l'ataxie, parce que, d'une part, on n'en trouve pas les traces, et que, d'un autre côté, l'aspect des méninges et du cerveau, chez les typhoïdes qui ont présenté des symptômes nerveux, ne diffère pas de celui qu'il offre dans les individus qui ont succombé à d'autres affections, sans avoir eu de délire ou d'autres phénomènes spasmodiques (1).

(1) On doit remarquer ici que les recherches de M. Bouillaud n'ont été faites que sur les sujets typhoïdes, tandis que celles de ses antagonistes ont été comparatives. Celles-ci, comme on le pense bien, doivent avoir une valeur autrement importante.

A ces raisons puissantes, que sanctionnent nos propres observations, nous avons ajouté que la forme et la marche des symptômes sont loin d'être identiques dans la pyrexie typhoïde ataxique et dans l'arachnitis ; que les agents médicamenteux, salutaires dans la première maladie, sont inefficaces et même très fâcheux dans la seconde ; que cela est surtout vrai à l'égard des vomitifs et des saignées, ce dont on peut se convaincre expérimentalement et en lisant les ouvrages de Stoll et du professeur Lallemand.

Du reste, il sera facile, après avoir pris connaissance du petit nombre de faits que je rapporte à la fin de ce mémoire, que ce n'est jamais le délire simple ou associé à d'autres symptômes nerveux qui m'empêche de recourir à un ou plusieurs vomitifs. Pour remplir cette indication, je n'ai besoin que de savoir s'il s'est développé durant le cours de la maladie, ou s'il existe encore des phénomènes indicateurs d'un état saburral de l'estomac ; or je déclare ici que, lorsque cette médication est faite à propos, elle manque rarement de produire les résultats heureux que j'en attends, surtout si, par l'influence de l'agent médicamenteux, il se manifeste des évacuations supérieures et inférieures abondantes.

Pour mieux arriver à cet effet complexe, j'ai presque toujours soin, à l'exemple de Tissot et de Stoll, de joindre au tartre stibié, dont je me sers généralement, trois ou quatre gros de sulfate de soude, de potasse ou de magnésie.

Après avoir ainsi débuté dans mon traitement, je me hâte d'administrer l'eau de Sedlitz, ou tout autre laxatif, et j'insiste dans son emploi jusqu'au moment où la maladie est vaincue.

Si quelquefois il m'arrive d'interrompre l'évacuant, c'est lorsque les déjections ont été excessives et ont visiblement fatigué les malades.

Dès que l'affection est heureusement arrivée à son terme, je m'occupe de relever les forces, toujours plus ou moins épuisées, au moyen de l'infusion d'angélique, du quinquina, du vin pur, d'une bonne alimentation, de promenades au grand air, etc.

Telle est, en substance, la méthode curative que j'emploie et que je recommande dans cet opuscule.

Quoique très ancienne, elle n'est pas moins la plus rationnelle et la plus efficace de toutes celles qu'on a essayées jusqu'à ce jour.

Hippocrate et les plus grandes illustrations médicales qui ont suivi ses préceptes l'ont si avantageusement mise en pratique, qu'ils n'ont pas manqué de nous la recommander d'une manière expresse. C'est dire, en d'autres termes, que je suis très loin de vouloir m'attribuer sa découverte, ainsi que certaines personnes m'en ont prêté la présomptueuse intention.

Si l'on veut bien accorder quelque mérite à ce que j'ai fait en faveur de la thérapeutique de ce qu'on a appelé *des fièvres graves,* je ne revendique que celui d'avoir réhabilité ce mode de traitement tombé en désuétude, dans un moment où l'école physiologique régnait en souveraine, faisait verser des flots de sang et proclamait tout à son aise, parce qu'il n'existait pas des contradicteurs, que les évacuants étaient des médicaments dangereux et producteurs de la maladie.

Peut-être aussi me suis-je dirigé d'après des données plus certaines que celles de mes prédécesseurs, ai-je mieux précisé la cause de la fièvre typhoïde qu'on ne l'avait fait avant moi et manié avec plus de hardiesse, de constance et d'ordre les divers agents thérapeutiques.

La cause de l'affection étant, selon moi, tout à fait saburrale, j'ai été conduit à établir que le traitement antiphlogistique, pris dans son acception la plus large, était anti-rationnel, en tant qu'il ne fait et ne peut faire la guerre qu'au symptôme et nullement au principe du mal (1).

Ce reproche s'adresse particulièrement aux saignées qu'une longue expérience m'a forcé de considérer, en ce qui concerne la fièvre typhoïde, comme *superflues, indifférentes, nuisibles ou funestes.*

Jamais je ne les mets en usage que pour combattre quelque congestion violente du cerveau, du poumon, ou de tout autre organe, et encore alors ai-je bien soin de les faire aussi exiguës que possible. Cette réserve m'est imposée par les conseils de Sydenham lui-même, et bien plus encore par la crainte de déterminer l'infection de toute l'économie, conséquence presque inséparable des grandes déperditions sanguines.

Pour ce qui concerne les toniques, dont quelques praticiens recommandent de se servir de prime abord, on verra que je ne les administre que pour remédier à la faiblesse, qui est la suite inévitable de la fièvre typhoïde. On pourra juger, par les considérations dans lesquelles nous sommes entré, relativement à ce genre de médicaments, que leur emploi prématuré est aussi irrationnel que les saignées.

Si quelquefois il nous arrive de nous livrer à la mé-

____

(1) Huxham, Tissot.

decine expectante, ce n'est que lorsque le caractère de la maladie est incertain, ou quand elle nous paraît très modérée; mais dès que nous nous apercevons que l'affection typhoïde se dessine de manière à n'être pas équivoque et menace de prendre un aspect fâcheux, nous nous empressons de recourir aux évacuants, attendu qu'avec eux nous sauvons presque tous nos malades, tandis qu'en livrant l'affection aux efforts de la nature nous nous exposerions à la chance de les perdre : c'est ce qui nous est arrivé dans deux circonstances.

Je ne terminerai pas ces considérations préliminaires sans inviter les praticiens à marcher, comme je l'ai fait, sur les traces d'Huxham, de Pringle, de Tissot, de Stoll, de Finke, de Lepecq de la Clôture et de beaucoup d'autres praticiens non moins célèbres. J'ose leur donner la certitude qu'en prenant de tels modèles ils arracheront à la mort de bien nombreuses victimes. Pour cela, je ne leur demande que d'être rigoureux observateurs des principes posés; car, si à l'exemple de quelques médecins modernes, qui ne trouvent bon que ce qui vient d'eux ou de leur coterie, ils mutilent et abâtardissent le traitement que je mets en œuvre, il est très vraisemblable que leurs succès seront peu nombreux, et par conséquent très différents de ceux que j'obtiens journellement, soit à l'hôpital Necker, soit dans ma pratique particulière.

MÉMOIRE

SUR

LA FIÈVRE TYPHOÏDE.

1°. *La fièvre typhoïde est-elle une maladie parti-culière, ou bien une forme, ou une complication de certaines maladies ?*

2°. *Indiquer le traitement de la fièvre typhoïde dans les diverses formes qu'elle peut présenter.*

Telle est la question éminemment pratique que vient de proposer la Société médicale de Toulouse pour le concours de 1838.

Quoique simple et réclamant en apparence peu de développements, une telle question exigera cependant des détails assez étendus, que nous diviserons, comme elle semble le demander, en deux grandes sections.

Dans la première, nous commencerons par la description des phénomènes pathologiques qui, en plus ou moins grand nombre et pendant des temps varia-bles, précèdent le développement de la fièvre typhoïde. Nous signalerons ensuite les caractères qui indiquent l'existence de cette maladie, les formes différentes qu'elle revêt, les accidents qui la compliquent communément et qui la rendent plus grave, les altérations physiques qu'elle laisse après elle, soit dans les tissus organiques, soit dans quelques liquides, les causes physiques et morales qui lui donnent ordinairement naissance. Enfin, après avoir fait ressortir, dans la même section, la corrélation qui a lieu entre l'état pathologique primitif et la maladie désignée sous la dénomination de *fièvre typhoïde,* nous dirons si elle nous paraît être *une affection particulière, ou bien une forme, ou une complication de certaines maladies.* Nous irons même plus loin, en nous expliquant relativement à l'état morbide auquel nous pensons qu'il faut attribuer la naissance de l'affection.

Après avoir parcouru ces divers points de la question préposée, nous passerons à la seconde partie de notre travail, c'est à dire à la détermination du traitement de la fièvre typhoïde : or c'est là que nous dirons dans quelle opinion ont été la plupart des grands médecins nos prédécesseurs à l'égard de la cause première de cette affection ; que nous exposerons les principes de thérapeutique qu'ils nous ont transmis et dont une expérience de sept années consécutives à l'*hôpital Necker* nous a prouvé la haute importance et la solidité.

Sur plus de deux cents observations cliniques que nous avons en notre possession et qui sont en grande partie connues des praticiens, et particulièrement de ceux de Paris, nous n'en signalerons que quelques unes dans ce mémoire, pour faire voir que les formes de la maladie typhoïde ne réclament pas autant de variantes dans le traitement qu'on a paru le penser jusqu'à ce jour. Rarement, disons-le d'avance, nous

nous occupons de ces formes (1), et si quelquefois nous faisons subir des modifications à la méthode curative dont nous faisons usage, c'est presque toujours à cause des complications.

CHAPITRE PREMIER.

ÉTAT PATHOLOGIQUE.

Précurseur de la fièvre typhoïde.

Une remarque que nous avons constamment faite, depuis que nous nous sommes livré à des recherches particulières sur la fièvre typhoïde, c'est que jamais, dans nos hôpitaux, elle ne se manifeste d'une manière brusque ou instantanée; elle est toujours précédée d'une partie, et très rarement de l'ensemble des phénomènes suivants.

Frissons ou horripilations, lassitudes partielles ou générales, indolence, inaptitude au travail, besoin de repos, tête lourde, embarrassée, ou bien céphalalgie le plus souvent frontale, épistaxis d'une abondance variable, fréquemment précédée ou accompagnée de bourdonnements d'oreilles, d'hallucinations, de dispositions au sommeil durant le jour, d'agitation plus ou moins grande pendant la nuit, de rêveries, de chaleur incommode.

Chez quelques uns, on observe une coloration jaunâtre autour des ailes du nez, des lèvres et dans les

____

(1) Stoll et Tissot nous ont prescrit de nous occuper de la cause.

sclérotiques ; d'autres n'offrent point cette couleur, mais ils ont la bouche pâteuse ou amère, l'appétit diminué, dépravé, ou nul, une répugnance plus ou moins grande pour les aliments du règne animal, dont l'odeur ou le seul aspect produit quelquefois des nausées et même des vomissements.

La langue est toujours plus ou moins sale, couverte, dans les trois quarts de sa face supérieure, d'un enduit limoneux, blanchâtre ou jaunâtre ; les bords et la pointe de cet organe sont rosés ou même rouges, surtout quand la maladie existe depuis un certain nombre de jours.

La moitié des malades que nous avons eu l'occasion d'observer se sont plaints *de nausées ou de mal de cœur,* d'autres ont eu des vomissements alimentaires, aqueux, muqueux, jaunes ou verdâtres, qui rarement sont précédés de douleurs aiguës dans l'épigastre : on éprouve plutôt dans cette région un sentiment de plénitude, d'embarras, de tension, d'anxiété, symptômes qui diminuent bien souvent et cessent même tout à fait, si les matières vomies sont bilieuses et abondantes.

Si dans les premiers jours de cette période morbide on palpe l'épigastre ou toute autre région de l'abdomen, il est plus rare qu'on ne pense de faire développer de la douleur ; mais on observe assez communément une espèce de tension du creux stomacal occasionnée par des gaz qui dilatent les parois de l'estomac ; or c'est spécialement en pareille circonstance que les malades éprouvent des rapports venteux qui, parfois, sont accompagnés de régurgitations aqueuses, bilieuses ou alimentaires.

La soif est, en général, assez modérée dans le jour ;

mais il est presque infaillible qu'elle n'augmente pas le soir, et alors les malades désirent des boissons fraîches et acidules.

La diarrhée se montre chez beaucoup de malades durant les premiers jours de l'affection; mais il n'est pas rare de la voir disparaître en peu de temps et être remplacée par une constipation qui peut persister, même longtemps après que les symptômes typhoïdes ont fait explosion (1). Le plus communément alors la diarrhée revient et continue jusqu'à l'époque ou au delà de la convalescence.

Quand on se donne la peine d'observer les matières des déjections, on remarque, en général, qu'elles sont aqueuses, d'un jaune clair, qui tire quelquefois sur le vert. Rarement, et jamais durant les premiers jours de l'affection, elles ne sont glaireuses, ou semblables à de la raclure d'intestin, ainsi qu'on le voit souvent dans les inflammations érythémateuses du canal alimentaire.

Ce n'est pas non plus dans les prodromes que la partie inférieure du ventre paraît météorisée, il faut en quelque sorte que la maladie soit déjà un peu loin de son début, pour que ce phénomène se montre; aussi paraît-il quand le développement de l'état typhoïde est imminent.

Les urines sont rares, quelquefois d'un jaune foncé qui les fait ressembler à celles des ictériques; elles pa-

(1) Nous ferons voir plus tard que cette circonstance est défavorable; et que les cas d'affection typhoïde dans lesquels on la rencontre sont toujours les plus graves.

raissent particulièrement rouges quand la fièvre se présente d'abord sous la forme angiothénique, ou quand il existe une inflammation dans les poumons.

La chaleur cutanée est souvent normale dans le jour; mais le soir elle devient plus vive, et le pouls acquiert de la fréquence. Le caractère de cette chaleur est d'être sèche et acrimonieuse, de telle sorte que l'observateur en conserve la sensation, lors même qu'il ne touche plus le malade.

Si dans cette situation l'affection est négligée ou bien combattue par une thérapeutique vicieuse, incapable d'attaquer directement la cause du mal, ou propre à accroître la sphère de son action, il arrive presque inévitablement qu'une fièvre continue se développe avec des exacerbations nocturnes, et que la position des pauvres patients s'aggrave. Heureux si les choses restent dans cette situation, et si, à l'aide de boissons et d'une diététique convenables, la nature fait les frais de la guérison ! Mais malheureusement il n'en est pas souvent ainsi, l'observation journalière prouve, au contraire, qu'à partir du jour où la fièvre est devenue continue, les phénomènes primitifs subissent une fâcheuse métamorphose, c'est à dire que, dans le plus grand nombre de cas, il survient, au bout de vingt-quatre, quarante-huit, soixante-douze heures, ou même plus tard, des symptômes typhoïdes plus ou moins alarmants. Qu'on oppose aux accidents précurseurs un traitement qui ait la puissance d'annihiler le principe morbifique qui leur donne naissance, qu'on procède de cette manière en temps convenable, c'est à dire le plus tôt possible, et alors on verra beaucoup plus rarement l'affection typhoïde se manifester, attendu qu'en détruisant l'agent morbifère on l'empêche, d'une part, de se transporter dans toute l'économie, de l'autre d'acquérir des propriétés très stimulantes, d'altérer les tissus organiques avec lesquels il se trouve longtemps en contact.

CHAPITRE II.

*Passage de l'état primitif de la maladie à la forme
typhoïde.*

Pour peu qu'on ait vu des sujets atteints de la fièvre
typhoïde et qu'on se soit donné la peine de les examiner
soigneusement dans toutes les phases de la maladie, on
juge avec d'autant plus de facilité de cette dégénérescence, que ses caractères sont moins équivoques. Il
est des circonstances où ils sont si peu tranchés, que
l'homme de l'art le plus expérimenté a de la peine à
différencier la nouvelle forme de la maladie de celle
qu'elle avait primitivement. Ces deux degrés ne se dis-
tinguent que par un petit nombre de phénomènes qui
signalent plutôt un léger progrès du mal et son développement ultérieur qu'une forme bien tranchée de
l'affection.

Il n'en est pas de même quand le passage de l'un à
l'autre degré est largement dessiné; il frappe alors les
observateurs les moins attentifs, attendu que les accidents morbides se présentent avec une physionomie
particulière.

On voit généralement alors que la céphalalgie a
perdu de son intensité, ou même qu'elle a disparu
complètement. Si elle persiste, elle semble occuper
toute la tête, paraît plus gravative et vertigineuse que
dans son origine, s'accompagne d'une chaleur aussi
brûlante que dans cette période sur le front et les

tempes, mais plus forte sur le milieu de la tête et vers l'occiput.

Un phénomène qui se montre chez presque tous les sujets dont la maladie a subi la dégénérescence en question, c'est la saleté de l'intérieur des narines, qui paraît tapissé d'une matiére pulvérulente d'un gris ardoisé ou d'un noir foncé. D'ailleurs les malades sont devenus tristes, silencieux, indifférents, hébétés, ivres, engourdis, stupéfiés, de telle sorte qu'ils sont incapables de se tenir autrement que couchés en supination. Leur débilité est telle qu'ils ne peuvent, en général, se transporter d'un lieu à un autre, sans être soutenus par quelqu'un. S'ils veulent marcher, leurs jambes fléchissent, leurs pas sont incertains, mal assurés. Dans la station, ils ont l'air d'individus abrutis par le vin ; assis, ils chancellent si souvent de côté et d'autre, que leur chute serait, pour ainsi dire, infaillible s'ils n'avaient la précaution de prendre quelque point d'appui, ou s'ils n'étaient soutenus par quelque personne. Quand on les transporte dans leur lit, ils y tombent comme des masses inertes, sans avoir la puissance de se mettre sur l'un et l'autre côté du corps.

La langue, qui, primitivement, était assez humide, se dessèche graduellement, ou avec rapidité; l'enduit qui la couvrait, quelques jours auparavant, devient visqueux, rugueux, sec, fendillé, roussâtre, brun et même noir. La face externe des dents incisives et le bord des lèvres se couvrent de la même fuliginosité. Quant à la face interne des joues, la voûte palatine, la face antérieure du voile du palais, elles sont, dans ce cas, d'une sécheresse extrême, sécheresse qui annonce que la sécrétion mucoso-salivaire est tout à fait suspendue : or il résulte, de l'aridité de toutes ces parties, que les malades qui possèdent encore leur intelligence sont dans l'impossibilité de transporter leur langue jusqu'au bord, ou au delà des lèvres; on dirait même que cet organe se retire en arrière proportionnellement aux efforts qu'on fait pour le diriger en avant.

Une autre conséquence qui dérive des mêmes circonstances, c'est la difficulté où sont les sujets qui se trouvent dans cette fâcheuse situation, d'articuler les sons. Ce n'est que lorsqu'on parvient à humecter et à donner de la souplesse aux tissus organiques desséchés, que la faculté de parler distinctement se rétablit.

Parmi les individus qui ont la maladie à ce degré, il en est quelques uns dont la langue se dépouille de l'enduit qui la couvrait d'abord et devient en totalité, ou en grande partie, d'un rouge plus ou moins éclatant, en sorte qu'au premier aspect on dirait que les papilles de cet organe sont dépourvues de leur épithélium; mais, quand on considère avec attention la surface linguale, on voit que cette membrane épidermoïde est presque toujours conservée, que les houppes nerveuses font peu de saillie, que le passage de l'air inspiré et expiré suffit pour les affaisser et rendre la langue polie et luisante, comme une toile peinte sur laquelle on passerait une couche de vernis.

Comme cette coloration rouge de la langue coïncide quelquefois avec des symptômes d'irritation stomacale, comme des phénomènes gastriques se montrent toujours avant la rougeur linguale, on a pu commettre l'erreur de la considérer comme le témoignage et l'effet d'une inflammation gastrique; mais outre que la rougeur de cet organe est bien loin de se développer chaque fois que les caractères de cette maladie semblent être très évidents, il est prouvé, par l'observation journalière, qu'elle se manifeste lorsque l'estomac est insensible, même à une très forte pression, et que par conséquent sa phlegmasie ne peut être que gratuitement admise. Mais n'anticipons pas sur ce que nous aurons à dire ultérieurement, continuons à exposer les caractères de l'état typhoïde.

Si l'estomac n'a pas donné des signes de souffrance durant le cours de la première période morbide, il arrive assez souvent qu'une douleur s'y développe lorsque les symptômes typhoïdes apparaissent, et alors elle devient particulièrement évidente, quand on exerce la pression sur l'épigastre. Un assez grand nombre de sujets sont entièrement exempts de cette irritation ; aussi conçoit-on difficilement, quand on a l'habitude de pratiquer dans les hôpitaux, comment l'esprit de système a pu faire de la gastrite un élément primitif et indispensable de la fièvre typhoïde.

Quant à quelques autres points du canal intestinal, il est très certain que chez presque tous les malades ils paraissent irrités ; aussi, quand on appose fortement la main sur les lieux correspondants, fait-on développer des souffrances qui, quelquefois, sont excessivement vives : or c'est dans la fosse iliaque droite que cette exaltation de la sensibilité se développe tôt ou tard et jamais durant les prodromes de l'affection typhoïde.

Cette douleur est quelquefois assez aiguë pour se faire sentir spontanément et simuler la péritonite ; mais, en général, on est obligé d'explorer plus ou

moins longtemps le bas-ventre pour la mettre en évidence, et encore n'arrive-t-on pas constamment à ce
résultat avec quelque soin qu'on fasse les recherches.
Si presque toujours elle a une circonscription de cinq
ou six travers de doigt dans la fosse iliaque droite,
lieu où correspondent l'extrémité de l'iléum et le
cæcum, il est néanmoins des sujets chez lesquels elle
se répand dans une assez grande étendue du bas-ventre, ce qu'indiquent les coliques, le météorisme et
l'exaltation de la sensibilité par la compression. Le
développement abdominal par les gaz est quelquefois si prononcé, que les parois du ventre sont excessivement distendues et la respiration embarrassée, à
cause, sans doute, de la difficulté avec laquelle se fait
l'abaissement du diaphragme.

Un phénomène que nous ne devons pas omettre de
noter ici, parce qu'il est presque constant et qu'il se
rattache à l'étiologie de la maladie, c'est un gargouillement abdominal qui résulte de la présence des liquides répandus dans l'intestin et qu'on rend manifeste par une pression alternative, exercée avec les
deux mains, sur les deux fosses iliaques ou un peu au
dessus (1).

La constipation est rare durant cette période de la
maladie, tandis que la diarrhée est très familière, surtout quand les intestins sont souffrants. Les matières
rendues sont toujours plus ou moins bilieuses, quelquefois muqueuses et plus foncées que dans la pre-

(1) Nous verrons par la suite que l'existence et la résistance
de ce symptôme méritent d'être constatées avec le plus grand
soin.

mière période. Dans plusieurs cas, elles déviennent brunes, noirâtres et sanglantes. Leur odeur putride est très forte et même repoussante. Assez souvent, et surtout quand la prostration est extrême, elles sont rendues involontairement. Il en est presque toujours de même de l'urine qui, avec les matières stercorales, donne naissance à des émanations infectes, dont le malade se trouve enveloppé et qui ne peuvent que lui être très nuisibles, surtout quand les lois de l'hygiène relative à la propreté sont négligées.

Quelques sujets, au lieu de rendre les urines sans en avoir la conscience, les conservent plus ou moins longtemps dans la vessie qui se distend outre mesure et devient de plus en plus incapable de remplir la fonction qui lui est confiée.

Dans ce cas, l'organe excréteur finit par tomber dans une sorte d'inertie, et s'il rejette une portion du liquide qu'il contient, ce n'est que par regorgement et nullement à l'aide de ses contractions.

Plus l'urine a séjourné dans la vessie, plus elle paraît d'un roux sale, d'une odeur très forte et repoussante. Quand les symptômes putrides sont portés à un point extrême, ce liquide donne quelquefois des émanations semblables à celles des matières stercorales, et alors il est tellement bourbeux qu'on croirait qu'une certaine quantité d'excréments y a été délayée (1).

---

(1) Il y a bientôt dix-huit mois que nous fîmes cette remarque chez un domestique de M. Gabriel Izot, dont la maladie était parvenue au plus haut degré, et qui guérit avec assez de rapidité, contrairement à l'opinion de tous les assistants. (Voyez les observations particulières.)

Dans cette deuxième période, la soif est souvent plus
considérable que dans les prodromes; mais les malades
la témoignent moins, quoique leur bouche soit aride.
Cela tient vraisemblablement à ce que ceux-ci se trouvent dans une sorte de stupeur et que, par conséquent,
le cerveau n'est point dans une disposition propre à bien
recevoir les impressions. Pour se faire une idée du besoin qu'ont les typhoïdes de prendre des boissons, il
n'y a qu'à voir avec quelle avidité ils les avalent, surtout quand ils les trouvent à leur goût. Celles qui paraissent leur plaire le plus sont le vin, l'eau vineuse
et les limonades.

L'état de la peau n'est pas constant sous les rapports
de sa température, de sa couleur, de sa sécheresse, ou
de son humidité, qui varient selon les circonstances où
les malades se trouvent.

En général, la chaleur est augmentée, plus acrimonieuse, plus sèche que dans les prodromes; mais il arrive assez souvent qu'elle n'est guère plus élevée que
dans l'état naturel, surtout quand l'affection typhoïde
date d'un certain nombre de jours. C'est lorsque cette
fièvre est dans son origine que l'élévation de la température cutanée est remarquable, et bien plus encore
quand les sujets sont sanguins, jeunes et d'une irritabilité plus ou moins grande. C'est aussi en pareilles circonstances que la peau se colore en rouge, soit dans
toute sa surface, soit dans quelques points seulement.
La congestion est quelquefois si forte sur le front, dans
les yeux, sur les joues, les oreilles, le col et la poitrine,
que la maladie simule *une fièvre angiothénique légitime*, et que, tous les jours, elle est considérée comme
telle, surtout quand l'état du pouls semble être en

harmonie avec celui des parties congestionnées ; mais, outre que cette coloration éclatante est, en général, très éphémère et assez rapidement remplacée par un aspect terreux, sombre, ou légèrement violacé de la face, l'observation fait voir que les moyens qui ordinairement sont propres à maîtriser les mouvements fluxionnaires ont pour résultat presque constant l'augmentation de celui qui accompagne l'état typhoïde, tandis que d'autres agents thérapeutiques, ayant un mode d'action bien différent, le diminuent, ou le font disparaître dans presque toutes les circonstances. Si quelquefois la peau devient moite, ou se couvre de sueur chaude dans le commencement de la fièvre typhoïde, c'est très certainement quand la congestion est forte à la périphérie du corps ; mais il est d'expérience que, dans beaucoup de cas où ce mouvement fluxionnaire a lieu, l'enveloppe cutanée reste sèche et plus ou moins brûlante. D'ailleurs elle est ordinairement rude, sale, écailleuse, furfuracée; l'épiderme est simplement ridé chez quelques sujets, et les poils qui les traversent sont d'un brillant pour ainsi dire nacré, brillant qui m'a paru diminuer spécialement, lorsqu'à la fin de la maladie il se manifeste une sueur critique qui restitue à la peau la souplesse qu'elle doit avoir.

Lorsque l'affection est devenue très grave et qu'elle menace l'existence des individus qui en sont atteints, la peau se couvre quelquefois d'une sueur visqueuse, d'une odeur infecte, qui est bien plus l'indice d'une fin prochaine que le symptôme précurseur d'une amélioration.

Un phénomène qui doit toujours fixer l'attention du praticien et qui, quoique ne se développant pas infailliblement, se montre cependant dans presque tous les cas, c'est l'apparition des taches rouges, lenticulaires, qui ne sont que de petits foyers inflammatoires, ayant ordinairement une forme arrondie, disparaissant sous la pression du doigt et se reproduisant avec une promptitude très grande. Quand ces taches existent, elles concourent à éclairer le diagnostic de la maladie lorsque, d'ailleurs, il paraît douteux. Elles diffèrent des boutons qu'on rencontre simultanément à la surface cutanée, en ce que ceux-ci dépassent le niveau de la peau, sont surmontés d'une petite vésicule blanche et offrent une certaine rudesse au toucher.

Pour l'ordinaire, c'est sur le ventre et le thorax que ces taches lenticulaires se montrent; on les observe aussi sur le dos, les bras et la partie supérieure des cuisses. Elles sont plus ou moins multipliées, apparentes, ou imperceptibles. Leur développement coïncide souvent avec celui des autres symptômes de la maladie, quelquefois il est plus tardif. Leur résistance est, dans ces cas, si grande, qu'elles se maintiennent, en totalité ou en partie, jusqu'au delà de la convalescence.

Dans les cas graves et surtout chez les sujets qui ont été mal nourris, qui ont séjourné dans la malpropreté et au milieu d'un air infecté par des émanations putrides, on remarque quelquefois des *pétéchies* proprement dites, qui ne sont que des hémorrhagies sous-épidermoïdes, ressemblant à des piqûres de puces arrondies, ne disparaissant point sous la pression du doigt, ayant presque toujours une couleur violacée et n'offrant pas, comme les morsures de puces, de point central, ni aucune espèce d'aréole rouge ou blanchâtre (1). Elles ont seulement du rapport avec les taches scorbutiques ou celles du purpura qui tiennent probablement à la même cause organique, c'est à dire à l'altération du sang et à la débilité du système capillaire sanguin (2).

Les *sudamina*, sorte de petites vésicules ordinairement arrondies, transparentes, contenant une sérosité limpide, se manifestent fréquemment sur le cou, la poitrine et les parois abdominales; mais nous en avons vu en énorme quantité sur les bras, les cuisses et les jambes. Ils apparaissent durant le cours, ou à la fin de la fièvre typhoïde et plus spécialement quand la peau acquiert de la moiteur, ou bien lorsqu'une sueur s'est manifestée ou est au moment de paraître.

Les caractères offerts par le pouls sont variables : dans le principe et notamment quand la réaction extérieure est très vive, il est assez souvent élevé, dur et fréquent ; mais il n'est pas familier de le voir conserver longtemps la dureté et l'élévation. Il la perd généralement au bout d'un ou plusieurs jours, et il devient mou, petit, faible, irrégulier, intermittent. Quelquefois même, il bat avec tant de lenteur, qu'à n'en juger que par ce seul caractère, on ne croirait pas avoir affaire à une maladie dangereuse. On l'efface alors au moyen de la plus légère pression, de telle manière que l'artère radiale n'offre pas plus de résistance que si elle était vide.

(1) Il n'est pas toujours facile de faire cette distinction, parce que les piqûres de puces n'offrent pas, dans tous les cas, la petite morsure centrale.

(2) *Voyez* Huxham, de aere et morbis epidem.

Nous avons dit que, dans la première période, il survenait assez souvent des hémorrhagies nasales ; mais nous devons faire remarquer ici qu'elles se montrent plus fréquemment encore pendant l'adynamie et spécialement quand la congestion faciale est très prononcée.

Chez quelques sujets, les poumons paraissent exempts de toute altération, et c'est lorsque la maladie est légère ; si, au contrarie, elle offre un certain degré d'intensité, l'auscultation fait voir que la respiration de l'un ou des deux poumons est faible, surtout en bas et en arrière, où se fait entendre un râle sous-crépitant. Là où cette fonction paraît plus libre, le râle est plutôt sonore que sous-crépitant : dans bien des cas, on les entend très distinctement l'un et l'autre, tant à la face postérieure du thorax qu'en avant, où la respiration est plus vésiculaire.

L'engorgement est quelquefois tel en arrière et en bas, qu'on n'y entend plus le murmure respiratoire, et qu'en percutant les lieux correspondants ils offrent une matité très marquée. Si alors on fait parler les malades, la bronchophonie devient quelquefois distincte comme dans la pneumonie, avec laquelle il importe cependant de ne pas confondre cette sorte d'engouement.

Nous dirons ailleurs quelles sont les complications qui se forment assez souvent dans les organes de la respiration.

Le délire est un des symptômes familiers de la fièvre typhoïde et se manifeste tantôt au commencement de le maladie, tantôt au milieu de son cours, ou à la fin. On l'observe dans tous les âges, tous les tempéraments, toutes les constitutions; mais il apparaît plus particulièrement chez les sujets qui sont forts, sanguins, irritables, qui offrent de la congestion faciale et qui ont la tête brûlante. Il est rarement violent, et s'il le devient dans quelques circonstances, c'est en général durant les premiers jours de son apparition, ou quand on soumet les malades à une mauvaise méthode thérapeutique. Plus tard il paraît plus modéré et comme on dit taciturne. Il se développe à la chute du jour, ou durant la nuit, pour disparaître le matin et être remplacé par un assoupissement plus ou moins profond. Si les malades qui sont dans le délire peuvent articuler distinctement les sons, ils se livrent, en général, au langage le plus incohérent et le plus déraisonnable. Communément ils ne connaissent alors ni parents, ni amis, ni les serviteurs qui leur donnent des soins; mais il arrive bien souvent que, le matin, ils reprennent leurs sens et répondent assez juste aux questions qui leur sont adressées.

Quand la langue, les dents et les lèvres sont très sèches et couvertes d'une fuliginosité toujours plus ou moins fétide, il ne sort aucune parole distincte de la bouche des malades, ils paraissent seulement marmotter sans beaucoup d'interruption.

CHAPITRE III.

Combinaison de plusieurs autres symptômes nerveux avec les phénomènes adynamiques.

Lorsque la maladie se prolonge ou augmente en intensité, il est rare que d'autres symptômes nerveux, plus ou moins nombreux, ne viennent se joindre à ceux qui se manifestent dans la période adynamique : or, c'est là précisément ce qui constitue la fièvre *putride et maligne* des anciens, la fièvre *lente nerveuse* d'Huxham (1) et *l'adynamico-ataxique* de Pinel ; c'est là encore ce que la plupart des médecins de nos jours signalent sous le titre de *forme ataxique.*

Ces phénomènes sont un délire plus vif, plus turbulent, plus loquace, une agitation générale plus grande, le froncement des sourcils, leur élévation et leur abaissement brusques, la chassie des paupières, des parcelles de mucosités qui se promènent sur le globe de l'œil, la dilatation et le rétrécissement alternatifs des pupilles,

(1) Cet auteur n'hésite pas à considérer cette fièvre comme dépendant de la bile ; on peut en juger par le passage suivant que j'extrais de son ouvrage intitulé : *Observationes de aere et morbis epidemicis*, p. 172 ; Londini, 1752.

Après avoir dit, dans le texte, « febris putrida lenta huc usque multùm sævit, atque haud paucis funesta est, » il ajoute dans une note : « Rectiùs hanc febrem dixerim biliosam, seu mesentericam ; nam etsi diù admodum plerumque trahit ægrotantes, *bilis acris et abundantis valdè prodit indicia.* »

une sensibilité exagérée de la vue, ou l'affaiblissement
de cette fonction, des mouvements spasmodiques des
muscles de la face, le tremblement de la langue, les
soubresauts des tendons, la carphologie, l'agitation des
bras, des mains, ou des membres inférieurs, la suppression et le retour plus ou moins rapide de la faculté
d'entendre, la dépravation, la diminution ou l'anéantissement du goût, les mêmes altérations dans le sens du
toucher, la fraîcheur ou la froideur de certaines parties,
pendant que d'autres offrent une chaleur exagérée, le
peu de stabilité de ces phénomènes, les variantes
qu'on remarque dans le pouls, qui est tantôt régulier, et
d'autres fois d'une irrégularité extrême, quelquefois
élevé et tendu, plus souvent petit, faible, facile à effa-
cer, fréquent; les successions répétées entre le calme
et les désordres de la respiration, qui tantôt paraît
se faire selon le rhythme naturel, qui d'autres fois devient entrecoupée, précipitée, plaintive ou gémis-
sante; les modifications nombreuses que subit dans sa
sensibilité le canal alimentaire, et par suite le volume
et la souplesse des parois abdominales, la quantité et
la nature des excréments qui, du jaune le plus clair,
peuvent passer au noir le plus prononcé (1), de leur
abondance à la rareté ou à la suspension de leur
évacuation.

(1) Huxham prétend que, parmi les malades qu'il soigna en
1747, ceux à qui on n'avait pas donné l'émétique offraient
particulièrement ces matières noires. « Tumet admodùm ali-
» quando et indurescit abdomen; hoc in casu, sive arte, sive
» sponte fluit alvus ægrotantibus levamento est ; *biliosa nam-
» que multa et interdum atra prorsus dejiciuntur*, hoc verò his
» præcipuè accessit quibus per initia nullum exhibitum fuit eme-

Cet état ataxique se découvre encore dans les urines qui passent inopinément d'une couleur de bière trouble à la limpidité de l'eau clarifiée, de cette nuance incolore à celle d'un liquide gluant et noirâtre qui dépose ou tient en suspension une matière pulvérulente plus ou moins brune. N'est-il pas, en outre, mis en évidence vers le dixième, douzième ou quatorzième jour, par des sueurs partielles, froides et visqueuses, qui se manifestent de temps à autre aux extrémités ou par une exhalation cutanée générale, abondante, poisseuse et glaciale, qui porte une atteinte profonde aux forces vitales et les menace d'une destruction prochaine?

Les lipothymies et les syncopes, qui succèdent, dans tant de circonstances, à des phénomènes favorables, ou qui alternent avec eux, ne sont-elles pas des témoignages irrécusables d'une perturbation extraordinaire dans l'innervation, perturbation qui fait que rien dans l'économie ne se passe d'une manière régulière? Mais est-ce à dire pour cela que cette ataxie doive être attribuée à une méningo-céphalite? non, certes, et nous espérons faire voir, un peu plus tard, que, s'il n'est pas toujours facile de distinguer les phénomènes de cette affection des accidents nerveux qui se développent dans l'un des stades de la fièvre typhoïde, on peut néanmoins signaler des caractères qui parais-

---

» ticum, quod certissime hæc febris desiderat. » Opt., cit., p. 173.

Nous verrons, par la suite, que ces assertions de l'illustre médecin anglais, dont il s'agit ici, sont justifiées par nos observations cliniques. Nous verrons quel tort immense on a fait à l'humanité en abandonnant, pendant longtemps, cette thérapeutique savante et expérimentale de nos anciens maîtres.

sent établir, entre ces maladies, une ligne de démarcation assez tranchée. C'est à la fin du chapitre suivant, où nous allons exposer les diverses complications de la fièvre typhoïde, que nous signalerons les symptômes indicateurs de l'inflammation méningo-cérébrale, et une fois que ce tableau aura été tracé, les praticiens seront à même, en le comparant aux phénomènes de l'affection typhoïde, de juger des similitudes et des dissemblances qui se présentent dans l'un et l'autre cas, et si c'est mal à propos ou avec raison que nous avons évité de comprendre dans la même description les signes qui appartiennent aux deux maladies.

Nous serions peut-être tombé dans cet écueil si, à l'exemple de quelques pathologistes modernes, il nous suffisait, pour admettre l'existence d'une méningo-céphalite, de constater, durant le cours de la maladie, le délire, la congestion faciale, des soubresauts de tendons, de la carphologie; après la mort, une congestion de l'arachnoïde, un peu de dilatation des vaisseaux du cerveau, de légers épanchements de sérosité. Mais comme il n'en est pas ainsi, comme nous n'ignorons pas que ces congestions des enveloppes de l'encéphale et de sa pulpe se rencontrent chez des sujets qui ont succombé à des affections fort différentes de la frénésie et de la fièvre typhoïde; comme il nous faut des traces non équivoques de phlegmasie pour oser affirmer qu'avant la mort elle a réellement eu lieu dans la tête; comme enfin la congestion des vaisseaux, qui peut dépendre d'une foule de causes différentes, est pour nous un témoignage fort suspect de l'inflammation préliminaire, mes lecteurs trouveront peut-être que toutes ces raisons devaient m'engager à ne pas confondre des choses qui demandent à être isolées, quoiqu'on soit forcé de convenir qu'elles offrent divers points de contact.

CHAPITRE IV.

Complications les plus ordinaires de la fièvre typhoïde.

Notre intention n'est pas d'entrer ici dans tous les détails que pourrait réclamer l'étude complète des diverses maladies qui se forment assez souvent durant le cours des fièvres typhoïdes, et qui, ainsi qu'il est facile de le pressentir, ne font qu'ajouter à la gravité de l'affection principale. Ces considérations seraient sans doute bien placées dans un traité *ex professo* sur le sujet qui nous occupe ; mais, dans un mémoire tel que celui-ci, elles deviendraient d'autant plus super-flues et fatigantes qu'elles sont mieux connues des savants confrères auxquels nous adressons notre travail.

Nous ne ferons donc, pour ainsi dire, qu'une simple énumération de la plupart des complications, en nous réservant de faire connaître, plus tard, et encore le plus succinctement qu'il nous sera possible, les modifications thérapeutiques qu'elles peuvent exiger.

Faisons remarquer, avant toute œuvre, que, si ces complications sont assez fréquentes, cela tient, en général, à deux causes principales : 1° à la négligence forcée ou volontaire des malades pour se faire soigner convenablement et en temps opportun ; 2° aux mauvaises méthodes curatives mises en action par beaucoup de médecins, parce qu'ils dédaignent l'expérience des temps antérieurs à notre époque et qu'ils ne

se conduisent que d'après de fausses théories basées
sur des données très suspectes et incomplètes d'anatomie pathologique.

Quand, au contraire, les malades appellent l'homme
de l'art dans des circonstances propices, lorsque celui-ci, pénétré des grands principes de nos plus illustres devanciers, attaque le mal dans la source, il voit
très rarement surgir des complications dangereuses,
et, par conséquent, se trouve peu obligé de modifier
son traitement.

Comme nous l'avons déjà répété plusieurs fois,
c'est en abrégeant le cours de la fièvre typhoïde au
moyen d'une thérapeutique qui enlève rapidement une
grande partie de la cause morbifique, qu'on met obstacle au développement de certaines mortifications dé-
pendantes d'une disposition acquise par les tissus
organiques et des compressions trop prolongées qu'ils
subissent.

La complication la plus commune de la fièvre typhoïde est très certainement formée par une affection
catarrhale bronchique, qui se manifeste dans quelques cas en même temps que les premiers symptômes
adynamiques, mais qui, en général, n'arrive que
lorsqu'ils diminuent d'intensité. L'affection catarrhale
bronchique qui se montre de bonne heure est très
souvent simple; mais parfois, elle est accompagnée
de symptômes de pneumonie, tels que l'expectoration
sanglante et visqueuse, le râle crépitant et la matité
thoracique, la gêne de la respiration, le souffle bronchique et la bronchophonie.

La complication qui vient en deuxième ligne est l'inflammation du sacrum et des trochanters; celle des ta-

lons et des bourses est infiniment plus rare; toutes ont une tendance remarquable à la dégénérescence grangreneuse, comme celles que font naitre les vésicatoires et les sinapismes. C'est pour cette raison puissante que les praticiens sont d'une très grande réserve dans l'emploi des excitants cutanés susceptibles de déterminer des phlogoses ou la vésication.

La gastrite que l'école physiologique, par une erreur matérielle de diagnostic, a toujours considérée comme une des grandes sources de la fièvre typhoïde, ne doit être envisagée que comme une complication qui se forme durant la marche de cette pyrexie; aussi ne donne-t-elle, la plupart du temps, des signes de son existence, quand toutefois cela arrive, qu'un certain nombre de jours après la manifestation des symptômes putrides ou adynamo-ataxiques.

Nous fournirons des preuves aussi convaincantes que possible que ce n'est pas par l'inflammation stomacale que la maladie débute, et qu'on s'est étrangement mépris sur la cause première des phénomènes précurseurs, quand on les a considérés comme le produit d'un état pathologique analogue à celui qui dérive d'un empoisonnement par le tartre stibié (1).

En attendant que nous fassions connaître la thérapeutique dont nous faisons usage dans la fièvre qui forme le sujet de ce travail, nous nous contenterons de faire remarquer que la phlegmasie de l'estomac est pour nous aussi symptomatique que les plaques et les ulcérations qui se développent presque toujours à la fin de l'intestin grêle et dans le cæcum.

(1) Traité des fièvres, par M. Bouillaud.

Du reste, il est présumable que cette inflammation existe quand les malades ressentent, sous une légère pression ou spontanément, une douleur aiguë et anxieuse dans l'épigastre ; lorsqu'à cette douleur se joignent une tuméfaction de la même région, la difficulté ou l'impossibilité de supporter dans l'estomac là présence des corps étrangers, les envies de vomir ou des vomissements surtout verdâtres.

Je dis qu'il est *probable* que cette inflammation s'est développée, attendu qu'il n'est pas impossible que ces phénomènes résultent de la lésion d'un organe voisin ; mais, avec un peu d'attention, on juge facilement si cette circonstance existe réellement.

Si nous n'avons pas indiqué, à l'exemple de beaucoup de pathologistes modernes, la rougeur de la langue comme un des grands caractères de la phlegmasie stomacale, ce n'est pas que nous ne soyons convaincu que ce symptôme peut être dépendant de l'irritation gastrique ; mais, outre que nous l'avons vu très souvent survenir lorsque rien n'indiquait la présence de cette dernière maladie, nous pouvons affirmer que, dans une multitude de circonstances, il s'affaiblit et finit par disparaître sous l'influence d'agents thérapeutiques propres à faire naître ou accroître les phlegmasies stomacales.

Quant à une foule d'autres phénomènes qu'on est dans l'habitude de grouper autour de l'inflammation dont il s'agit ici, nous ne croyons pas non plus devoir en faire mention, par la raison qu'ils peuvent appartenir à différentes maladies et que dès lors ils ne sauraient constituer des signes non équivoques de gastrite.

Les aphthes se manifestent rarement dans le cours

des fièvres typhoïdes; mais dans quelques constitutions épidémiques qui donnent naissance à des fièvres qu'on a décorées du nom de *muqueuses*, quoique foncièrement elles ne diffèrent point de celles qu'on a appelées *bilieuses*, on voit parfois cette complication se développer. Tout le monde sait qu'elle fut très évidente dans l'épidémie observée par Rœderer et Wagler, épidémie dans laquelle les symptômes saburraux furent très souvent suivis de ceux qui caractérisent l'état typhoïde. L'angine gutturale apparaît quelquefois; mais c'est lorsque la maladie est mal traitée dans le principe (1).

Nous n'avons observé la stomatite que dans deux circonstances, l'angine pelliculaire dans un autre, où elle fut suivie de laryngite. Nous sommes tenté de croire que le calomel qui fut administré dans les trois cas fut la cause de ces accidents.

Nous avons dit que les épistaxis sont familières dans les prodromes et durant le cours des affections typhoïdes; nous pouvons ajouter ici que les hémorrhagies utérines, les déjections sanglantes et les hé-

---

(1) Quand cette complication est portée au point de rendre impossible la déglutition, elle constitue une coïncidence très grave, en tant qu'il est difficile de mettre en usage notre méthode de traitement, et qu'on se trouve pour ainsi dire forcé de recourir à une saignée locale qui, si elle a, en général, l'avantage d'amener le dégorgement des parties enflammées et de rétablir la fonction suspendue, offre le grand inconvénient d'aggraver l'état général, d'augmenter surtout, ou de faire naître le délire. Tel a été le cas d'un homme que nous avons maintenant (23 juillet 1838) dans notre service, et qui, après une application de sangsues exigée impérativement par une violente angine pharyngienne, est tombé, peu de temps après la perte de sang, dans un délire violent et une adynamie profonde.

maturies se manifestent aussi dans quelques cas et ajoutent presque constamment au danger de la maladie. Je n'oublierai pas que M. Carbonaro, médecin napolitain, qui était venu visiter notre hôpital, nous dit, en voyant une malade typhoïde qui venait d'avoir une hémorrhagie utérine très abondante, que, quoi que je fisse, je ne la sauverais pas, parce que, selon lui, l'économie était d'autant plus infectée d'un principe délétère putride qui avait été puisé dans l'intestin, que la quantité de sang perdue était plus considérable. L'événement final ne justifia que trop bien ce fâcheux pronostic (1).

Une complication assez commune dans la maladie qui nous occupe est la suppuration de l'une ou des deux oreilles internes, accident qui toujours est précédé de plus ou moins de surdité, qui se manifeste particulièrement quand celle-ci vient de bonne heure et qu'elle coïncide avec une forte congestion faciale. Il est difficile d'indiquer la raison pour laquelle cette inflammation se forme quelquefois silencieusement et parcourt ses périodes sans que les malades témoignent de la plus petite douleur ; mais je crois que cette indolence des oreilles ne s'observe guère que chez les sujets qui ont du délire pendant le travail phlegmasique et qui, à cause de cela, sont peu aptes à percevoir les sensations ordinaires.

Les parotides sont plus rares qu'on ne le pense géné-

______

(1) Dans l'un des quatre mémoires que j'ai adressés à l'Académie royale de médecine, cette observation se trouve consignée. Cette femme ne perdit tant de sang que parce qu'elle avait fait une fausse couche et qu'il lui restait dans l'utérus un assez gros morceau de placenta.

ralement dans la fièvre typhoïde (1); sur plus de deux
cents malades que nous avons soignés dans l'espace de
sept ans, nous n'avons observé cette complication que
deux fois, et encore, dans l'une de ces circonstances,
cette affection accidentelle survint-elle pendant la convalescence, et peu de temps après que le malade eut été
exposé à des courants d'air provenant d'une grande
porte qui communiquait avec un long corridor et que
les malades ouvraient à chaque instant.

Cette complication est d'autant plus fâcheuse que la
tuméfaction est plus forte et plus étendue, que la compression des vaisseaux du cou et la congestion céphalique paraissent plus prononcées, que les souffrances
des malades sont plus grandes, que les mouvements
de la mâchoire inférieure, la mastication, la déglutition et l'articulation des sons sont plus embarrassés,
que la rougeur de la peau, si toutefois elle existe, est
plus violacée, circonstance qui annonce la tendance de
l'inflammation vers la dégénérescence gangreneuse.
Celle-ci une fois arrivée, ce qu'on reconnaît à la cessation rapide de la douleur, à l'empâtement de la tumeur, à une sorte de flétrissure de la peau, qui, bientôt, passe du rouge au violet et au noir, à la cessation
de la chaleur naturelle, enfin à une odeur *sui gene-
ris* qui ne tarde pas à s'exhaler du lieu mortifié, il
survient presque toujours des symptômes généraux de
nature adynamique, dont le nombre et la gravité sont,
en général, relatifs à l'étendue et à la profondeur des tissus sphacélés. Si ces symptômes manquent, c'est parce
que la gangrène est superficielle et occupe un petit espace.

(1) Cette remarque a été faite depuis longtemps par le professeur Andral.

Nous avons dit précédemment que, si les malades atteints de fièvre typhoïde rendaient souvent à leur insu les urines, il arrivait aussi quelquefois que la vessie les retenait entièrement, de telle manière que cet organe finissait par se distendre outre mesure.

Cet accident est peu important quand l'homme de l'art s'en aperçoit en temps convenable ; mais, s'il échappe à son observation, il n'en résulte pas seulement des symptômes d'irritation locale et générale, il survient encore une inertie profonde de l'organe excréteur, inertie qu'on a de la peine à maîtriser plus tard.

L'embarras que les malades ressentent si souvent dans le cerveau, et dont la stupeur et le délire sont la conséquence, est probablement la cause pour laquelle les souffrances de la vessie, quoique très réelles, ne sont perçues que lorsqu'on comprime la région hypogastrique. Les sujets qui possèdent leur raison expriment sous la main qui les presse le malaise qu'ils éprouvent ; mais si le trouble des facultés intellectuelles est considérable, s'il existe un assoupissement profond, ils ne donnent en général, comme signes de leur douleur, que des grimaces et des gémissements qui cessent dès que l'urine est évacuée d'une manière quelconque.

Ce qui prouve, dans cette circonstance, que les parois du réservoir urinaire sont devenues le siége d'une légère inflammation, c'est la nature du liquide qui paraît d'autant plus glaireux et louche, qu'il a séjourné plus longtemps, ou, en d'autres termes, que son action mécanico-chimique a été plus permanente sur la muqueuse vésicale.

S'il faut s'en rapporter à certains auteurs qui ne voient qu'inflammations ou résultats de phlegmasies, nous admettrons sans difficulté que la *méningite* ou la *méningo-céphalite* est une maladie qui complique très souvent la fièvre typhoïde, et qu'elle constitue le principe de cette période, qu'on a désignée sous la dénomination de *forme ataxique*. Mais si l'on se livre à des recherches anatomiques un peu sévères; si l'on exige des traces évidentes d'inflammation dans le cerveau et ses membranes, avant de convenir que ces organes ont été le siége d'une phlegmasie, il faut avouer qu'on ne se trouve guère disposé à reconnaître que la *méningo-céphalite* est une complication familière de la fièvre typhoïde. On admettra encore moins que les symptômes nerveux qui se manifestent dans cette pyrexie sont essentiellement dépendants d'une phlogose de l'arachnoïde et de la pulpe cérébrale.

Pour obliger à faire de pareilles concessions, il faudrait d'abord qu'on prouvât qu'il y a identité entre les termes *injection des vaisseaux du cerveau et de ses membranes* et *inflammation des mêmes parties;* il conviendrait ensuite de démontrer que jamais la congestion sanguine de ces tissus organiques ne manque, et que, lorsqu'elle existe, elle offre des caractères différents de celle qu'on rencontre dans la plupart des sujets qui succombent à des maladies autres que la méningite et la *fièvre typhoïde.*

Mais s'il saute aux yeux de tous les praticiens que ces démonstrations ne sauraient être essayées sans sortir du sentier de l'observation et de la vérité; s'il est évident, pour les observateurs qui ont ouvert de nombreux typhoïdes, que sur cinquante sujets on n'en trouve peut-être pas deux qui offrent autre chose qu'une injection plus ou moins manifeste des capillaires du cerveau et des méninges, il s'ensuit inévitablement que cette congestion sanguine ne saurait être assimilée aux caractères anatomiques de la méningo-céphalite.

Quand celle-ci s'est formée durant le vivant, elle laisse, comme la péritonite et la pleurésie, des traces non équivoques, qu'on trouve après la mort. L'admettre sans cela, c'est, en quelque sorte, prendre une chimère pour une réalité.

Mais, me dira-t-on, convenez-vous que la méningite puisse se développer durant le cours d'une fièvre typhoïde et constituer une complication ? Oui, sans doute, je l'admets ; mais cela ne m'empêche pas de dire qu'elle est rare et que, par conséquent, il s'en faut de beaucoup qu'elle soit la source d'où derivent si souvent les symptômes nerveux qui se développent particulièrement dans la dernière période de la fièvre typhoïde. Sans doute que ces symptômes ont des rapports assez marqués avec ceux qui reconnaissent pour cause l'inflammation des méninges et du cerveau ; sans doute qu'il est facile, dans certains cas, surtout si l'on n'a égard qu'à quelques phénomènes, de commettre de fâcheuses méprises, en les attribuant tous à un état phlogistique de la pulpe cérébrale et de ses dépendances ; mais si l'on jette un coup d'œil attentif sur leur point de départ, sur les circonstances qui ont précédé leur développement, sur leur intensité et la nature de quelques uns d'entre eux, sur leur harmonie ou leur discordance, sur leur existence variable ou permanente, sur le mode de leur terminaison, sur les avantages et les inconvénients de tels ou tels autres agents thérapeutiques, on peut, je crois, éviter de pareilles erreurs, sinon constamment, du moins dans une multitude de cas.

Quoiqu'on sache depuis longtemps que la méningo-céphalite peut exister sans être accompagnée de délire, il n'en est pas moins vrai que, sur cent cas où elle a lieu, ce phénomène se développe quatre-vingt-dix-neuf fois et avec une violence, en général, proportionnelle à l'étendue de l'inflammation.

Mais en admettant qu'il manque, ce qui ne peut être contesté pour quelques cas qui toujours paraîtront extraordinaires aux yeux des praticiens, il me paraît évidemment impossible, à moins que l'affection ne devienne subitement mortelle, qu'elle ne se décèle par d'autres accidents qu'un observateur attentif et judicieux voit et apprécie constamment. Ainsi, quelle que soit la cause qui a déterminé la maladie, il est de fait que celle-ci donne des témoignages de son existence par une partie et quelquefois par l'ensemble des phénomènes suivants :

Elle est, en général, précédée de frissons, d'une douleur de tête subite plus ou moins étendue, qui, dans certains cas, est faible d'abord, augmente peu à peu, finit par devenir intolérable et par arracher des cris violents. Elle est souvent accompagnée de nausées, de vomituritions, de vomissements, de vertiges, d'hallucinations, d'engourdissements, surtout à l'une ou aux deux extrémités inférieures, quelquefois de crampes. Quoiqu'elle soit presque toujours continue, elle offre néanmoins des rémissions marquées qui disparaissent soit après les repas, soit durant la nuit. Il semble dès lors que les souffrances se développent par crises, durant lesquelles on sent dans la tête, et ordinairement dans un lieu circonscrit, des battements qui correspondent à ceux des artères. De même que, dans les préludes d'une apoplexie, certains malades éprouvent da la morosité, de la propension au sommeil, des bourdonnements ou des sifflements d'oreilles, ils sont peu aptes au travail et ne demandent que le repos, qui tantôt est lourd, tantôt agité et rarement réparateur.

Chez les enfants, la céphalalgie est accompagnée de cris qui sont suivis d'assoupissement, de grincements de dents, de mâchottements, de froncements de sourcils, de réveils en sursaut.

Si, dans cet état, les malades ne sont pas soumis à un traitement approprié à la nature de la maladie, il se développe, presque toujours et à une époque variable, d'abord une altéiation de la mémoire, une difficulté de lier les idées, de les mettre en ordre, de les exprimer convenablement; puis arrive un délire ordinairement violent ou furieux, avec chaleur brûlante de la tête, congestion des yeux, des oreilles et de la face qui, très fréquemment, se couvre de sueur, surtout quand les malades sont très sanguins et qu'ils font des efforts réitérés pour se débarrasser des liens dont on a été obligé d'user pour les contenir.

Une fois que le délire est survenu, et quelquefois avant son développement, le système musculaire, en partie ou en totalité, paraît violemment agité ou tombe dans un état de rigidité plus ou moins permanente, qui annonce toujours une altération grave du cerveau, ou de ses dépendances.

Ces troubles sont mis en évidence par la fixité du

regard, ou l'agitation tumultueuse des yeux, par les mouvements grimaciers de la face, le strabisme, les spasmes des orbiculaires des paupières, la roideur des masseters, celle des muscles antérieurs ou postérieurs du cou, la contracture des fléchisseurs des membres et surtout des bras et des mains, les soubresauts des tendons, les tremblements partiels ou généraux, la carphologie, la rétraction des parois abdominales qui ne se montre jamais quand le délire est symptomatique de l'affection typhoïde.

A ces phénomènes se joignent communément, ou plutôt dans la plupart des cas, une exaltation de la sensibilité des yeux, qui fait que les pupilles se rétrécissent fortement et que les malades supportent très impatiemment l'impression de la lumière, une rougeur plus ou moins grande de l'une ou des deux conjonctives, le larmoiement, la chassie du bord des paupières, cause de l'adhérence fréquente de ces deux voiles mobiles, adhérence qu'on détruit cependant avec facilité si l'on a la précaution de laver souvent les yeux avec une eau légèrement détersive.

Quand la maladie a persisté pendant quelques jours et surtout lorsqu'elle a augmenté plutôt que diminué d'intensité, on observe, en général, que la sensibilité morbide des yeux diminue, que les pupilles se dilatent outre mesure, qu'au délire succède, du moins par intervalles, une sorte d'assoupissement, signe trop souvent précurseur d'une paralysie prochaine.

Ce qui arrive aux nerfs optiques se fait remarquer également dans les nerfs acoustiques, qui sont quelquefois très impressionnables dans le principe de la maladie et qui finissent par tomber dans une sorte de stupeur, de telle manière que la surdité la plus complète remplace la sensibilité la plus exaltée des nerfs qui président à l'audition. Nous avons vu des malades qui d'abord ne pouvaient entendre le moindre bruit autour d'eux sans être atteints de soubresauts de tout le corps, saisis de frayeur et même de terreur, et qui, peu de jours après, paraissaient insensibles au désordre bruyant qu'on faisait dans leur chambre.

Je n'ai point fait une étude assez exacte de la méningo-céphalite, chaque fois qu'elle s'est offerte à mon observation, pour pouvoir me prononcer sur les altérations qu'éprouvent l'odorat, le goût et le toucher dans le cours de cette maladie ; mais il me paraît vraisemblable qu'ils doivent ressentir les mêmes modifications morbides que la vue et l'audition.

Quant à la respiration, elle paraît peu altérée dans la maladie qui nous occupe. Ordinairement, comme le remarque le professeur Lallemand, elle est calme, souvent lente et toujours régulière (1). Ce n'est que la veille ou le jour même de la mort que la respiration s'embarrasse, devient pénible, précipitée, enfin stertoreuse (2). Il est néanmoins des sujets chez lesquels elle est suffocante et précipitée ; mais ce sont ceux qui éprouvent une astriction des muscles du larynx, ou qui ont une maladie coïncidente propre à déterminer des troubles respiratoires.

L'affection inflammatoire existant seulement dans la cavité crânienne, ou en d'autres termes, étant dégagée

____

(1) Recherches anatomico-pathologiques sur l'encéphalite, p. 20.

(2) *Id.*, *ibid.*

dè complications, ne produit guère plus de changements dans la circulation que dans la respiration; néanmoins quand il survient des convulsions violentes, quand l'agitation des malades est très grande, le pouls s'accélère quelquefois, acquiert de l'élévation, de la force et de la dureté; mais ici les modifications dans les pulsations artérielles semblent bien plus dépendre des mouvements tumultueux des malades et des fatigues qu'ils se procurent que d'une action sympathique directe du cerveau sur le cœur.

Si nous examinons maintenant ce qui se passe dans les organes digestifs, quand les malades sont atteints de méningo-céphalite idiopathique, nous voyons qu'à l'exception des nausées et des vomissements qui sont quelquefois très fréquents, les modifications morbides sont nulles, ou à peu près. La langue est propre et conserve sa couleur normale, la région épigastrique n'est ni tendue ni douloureuse, lors même que l'estomac est soulevé convulsivement, le ventre est souple et indolent, ou bien ses parois sont rétractées et fermes, à cause de la tension du système musculaire. Loin d'être tourmentés par les besoins répétés d'aller à la garde-robe, les malades sont, au contraire, constipés de telle manière qu'on dirait l'intestin, ou dans un état de spasme continu, ou dans une inertie proportionnée à l'enchaînement du cerveau.

On a beau comprimer alternativement et en sens opposé les parois abdominales, qu'on ne trouve jamais dans la méningo-céphalite idiopathique le gargouillement des liquides, si remarquable dans presque tous les cas de fièvre typhoïde parvenue à un certain degré d'intensité.

Mais si, maintenant que nous avons exposé les symptômes nerveux et spasmodiques qui se manifestent dans les deux maladies, nous examinons les raisons qui ont engagé quelques pathologistes à considérer, dans les deux cas, ces phénomènes morbides comme le résultat d'une méningo-céphalite, nous trouverons que d'autres motifs très puissants devaient les empêcher d'adopter cette manière de voir.

Je serais loin de m'élever contre elle s'il m'était démontré que, dans l'un et l'autre cas, les accidents sont identiques, si l'on trouvait toujours dans la tête des altérations organiques de même nature, si enfin le fond du traitement était uniforme pour la méningite idiopathique et pour celle qu'on appelle sympathique.

En considérant isolément les phénomènes nerveux dans les deux maladies et en les mettant en parallèle, nous trouvons d'abord qu'il y a très peu de malades atteints de fièvre typhoïde qui éprouvent un délire violent ou furieux; nous remarquons, au contraire, qu'il est presque toujours calme et souvent taciturne; qu'il coïncide avec les exacerbations fébriles; que, par conséquent, il offre, dans bien des circonstances, des rémissions et même des intermissions évidentes; que, loin d'ouvrir la marche de la maladie, il se manifeste généralement au milieu ou à la fin de son cours; que son existence est fréquemment subordonnée à l'absence des déjections alvines, de telle sorte que, si celles-ci n'ont pas lieu, celui-là se développe avec plus ou moins de force et diminue ou disparaît, quand elles apparaissent ou se reproduisent.

Que voit-on, au contraire, quand le délire tient à une inflammation des méninges et de l'encéphale? on observe qu'il devient intense et bruyant dès le début ; que rarement il est accompagné de fièvre, à moins qu'il n'y ait coïncidence d'une autre maladie aiguë ; que son apparition est le signal le plus certain de la maladie qui lui donne naissance ; que ses rapports avec l'absence ou l'existence des déjections alvines sont à peu près nuls ; qu'une fois développé il est presque toujours continu ; que, s'il offre des rémissions, elles sont très courtes, parfois de quelques instants et jamais pendant des journées entières.

L'interruption de ce phénomène ayant lieu pendant douze ou vingt-quatre heures, il est remplacé par ceux qui résultent d'un épanchement, c'est à dire par un assoupissement profond et fréquemment aussi par la paralysie. Jamais on ne voit de tels accidents dans la fièvre typhoïde ; ils supposent toujours un épanchement, soit à la surface, soit dans l'intérieur de la masse cérébrale.

Mais, de même que dans la méningo-encéphalite, nous avons vu apparaître, dans la fièvre typhoïde, la carphologie, le tremblement des membres, des lèvres et de la langue, les soubresauts des tendons, quelques contractions spasmodiques des muscles zygomatiques ; seulement nous avons constamment remarqué qu'ils se développaient vers la fin de la deuxième période de la maladie, ou dans le cours de la troisième ; c'est à dire quand les forces vitales sont épuisées et l'irritabilité nerveuse très grande. Nous avons vu que le délire concomitant, loin d'être accompagné de rougeur de la face, coïncidait, au contraire, avec de la pâleur et une certaine décomposition des traits ; que d'ailleurs les phénomènes nerveux étaient très variables, qu'ils existaient dans certains moments et disparaissaient dans d'autres. Dès lors, nous n'avons pas trouvé qu'ils eussent des rapports aussi grands qu'on pourrait le croire, au premier abord, avec ceux qui dépendent d'une véritable inflammation .des méninges et de la pulpe cérébrale : ceux-ci, outre qu'ils se montrent dès les premiers jours de la maladie, ont une fixité et une permanence qui n'est pas le propre des autres; ils diffèrent d'ailleurs sensiblement, sous les rapports de l'intensité, du nombre des organes où ils peuvent se développer, de la forme finale qu'ils prennent.

Le strabisme, les mouvements insolites et désordonnés des yeux, l'immobilité du regard, l'occlusion ou l'ouverture spasmodique des paupières, les contractures des muscles du pharynx et du larynx, des fléchisseurs des bras et des mains, des droits et des obliques du ventre, des fléchisseurs des membres inférieurs, ne sont-ils pas les attributs ordinaires des phlegmasies méningo-cérébrales aiguës? Ces symptômes ainsi que le délire furieux, les cris, les vociférations, les actes de violence , etc., sont si rares dans le cours des fièvres typhoïdes, que nous n'avons encore pu les observer, quoique le nombre des malades soumis à notre observation ait été considérable.

Quand ils nous sont apparu, nous n'avons jamais considéré la maladie comme une fièvre typhoïde, aussi avons-nous eu grand soin de recourir à la méthode curative qui convient dans les inflammations franches, et d'écarter celle que nous employons constamment contre le typhus et de laquelle il sera question plus tard.

Signale-t-on beaucoup de paralysies survenues à la suite du délire typhoïde, quelles qu'aient été sa durée et

son intensité? Il serait difficile de répondre affirmati-
vement à cette question, à moins de vouloir se mettre
en contradiction avec les faits les plus multipliés et les
plus authentiques. Si cependant la méningo-encéphalite était, aussi souvent qu'on le prétend, une complication de l'affection typhoïde, n'est-il pas évident que
la paralysie serait une suite, sinon très ordinaire, du
moins assez fréquente de cette pyrexie? Mais si cela
n'est pas, si les faits de cette nature sont excessivement rares, manquent peut-être tout à fait, il est au
moins permis de penser que quelques anatomo-patho-
logistes ont admis avec beaucoup de légèreté l'existence
de la méningo-encéphalite.

Il est vrai qu'ils avaient besoin de consacrer cette
existence pour se rendre raison du délire et des symptômes nerveux qui assez souvent l'accompagnent; il la
leur fallait pour prouver que la fièvre typhoïde n'était
qu'une inflammation de tout le système sanguin, plus
un élément putride; enfin elle leur était nécessaire
pour pouvoir justifier, au moyen de cette complication
fâcheuse, la perte de certains malades.

Cet élément putride, dont ils parlent avec juste raison
et qu'ils considèrent comme une émanation du détritus
des ulcérations qui occupent la fin de l'iléum et le cæcum, leur a servi merveilleusement pour expliquer les
tendances des tissus organiques à la dégénérescence
gangreneuse; mais ils n'ont pas cru pouvoir le mettre
en œuvre pour se rendre raison du trouble des facultés intellectuelles, des désordres de l'innervation,
de l'affaissement ou de l'agitation de certaines parties
du système musculaire.

Si cependant ils avaient réfléchi qu'une fois entré

dans la circulation, un corps étranger de nature putride devient, en décomposant le sang, en fournissant
de mauvais matériaux à la nutrition et aux sécrétions,
la source d'une foule d'accidents, parmi lesquels des
expériences directes prouvent qu'il faut comprendre
le délire, les soubresauts des tendons, les tremblements des membres, la carphologie, j'aime à croire
qu'ils ne se seraient pas complu à sortir du sentier de
la vérité, en donnant des explications qui n'ont aucune
base solide, puisque rien n'est moins certain que la
méningo-encéphalite symptomatique.

Elle n'est pas plus réelle dans la fièvre typhoïde,
dont un des éléments est le délire, que dans les affections vermineuses et l'hystérie, qui, comme tout le
monde le sait, ont pour attribut fréquent les convulsions
et d'autres phénomènes graves ; mais dont les accès
disparaissent presque toujours subitement, sans laisser
la moindre trace d'altération dans la tête.

Que, dans tous ces cas, la sensibilité du cerveau soit
excitée, je suis loin de dire le contraire ; mais j'ose
soutenir que l'irritation existant dans cette circonstance diffère essentiellement de celle qu'on appelle
inflammation. Il n'y a qu'à interroger les faits prati-
ques pour trouver la preuve de ce que nous avan-
çons ici (1).

Que nous disent, en effet, les observations recueillies au lit des malades ? que les vomitifs employés dans
la méningo-céphalite ont presque toujours des résultats
funestes, parce que le sang étant refoulé et retenu
vers les parties supérieures, pendant les efforts du vo-

____

(1) Voyez, dans Stoll, l'article Phrensie.

missement, l'intensité de la maladie inflammatoire ne
peut que s'accroître. Aussi voyez ce qui arrive alors ;
la céphalalgie devient plus aiguë, la face se conges-
tionne, le délire augmente ou se développe, les convulsions apparaissent, la paralysie leur succède très
souvent, et bientôt, si l'on ne parvient à arrêter les
progrès du mal et à le maîtriser, une mort prompte est
la triste conséquence de cette mauvaise thérapeutique (1).

A-t-on à craindre ces effets déplorables si, promptement et en temps propice, on pratique de copieuses et
nombreuses saignées locales ou générales, si l'on fait
un usage rationnel et expérimental des révulsifs? Non
certes, on a, au contraire, tout à espérer de ces
moyens énergiques qui, presque seuls, sont capables de
mettre un terme à la maladie et qui, en effet, la com-
battent heureusement, si l'on n'attend pas, pour les
mettre en usage, que des lésions organiques profondes,
des sécrétions ou exhalations morbides se soient formées dans les méninges et le cerveau.

Mais qu'au lieu d'avoir affaire avec une vraie méningite on ait à lutter contre le délire symptomatique
des fièvres typhoïdes, dont le développement est précédé de symptômes saburraux plus ou moins nombreux, il arrivera presque infailliblement qu'il sera
aggravé par les saignées et les révulsifs et que la forme
ataxique de la maladie se manifestera beaucoup plutôt
que si celle-ci avait été livrée aux seules forces de la
nature. Si le délire n'existe pas encore au moment où
les saignées sont pratiquées, il est rare qu'elles ne

____

(1) Voyez l'ouvrage de M. Lallemand déjà cité.

hâtent pas son apparition en même temps qu'elles augmentent la congestion faciale, la sécheresse de la bouche et la soif.

Quelques médecins, grands partisans des saignées abondantes et réitérées, et qu'avec l'illustre Tissot on pourrait appeler des *phlébotomanes*, s'éleveront, sans doute, contre les assertions que je viens d'avancer et que j'ai déduites tant de mes observations que de celles qui ont été faites par la plupart des grands pathologistes du XVIIIe siècle; mais cela n'empêchera pas que les praticiens qui auront l'occasion de traiter des fièvres typhoïdes et qui combattront le délire par les émissions sanguines ne reconnaissent, tôt ou tard, que, dans la plupart des cas, les déperditions dont il est question offrent les inconvénients que nous signalons; bien plus, ils finiront par se convaincre que, si ces inconvénients n'ont pas toujours lieu après la phlébotomie, celle-ci offre presque constamment celui d'être inutile ou d'être faite en pure perte ; or, si cela est, il faut convenir qu'ils ne seront guère engagés à adopter l'idée que le délire et les soubresauts des tendons sont ici dépendants de l'inflammation des méninges et de la pulpe cérébrale.

Et que sera-ce donc quand ils verront que les vomitifs, qui ont été considérés par le professeur Lallemand comme des agents presque aussi capables que les *coups* et les *chutes* sur la tête de produire la méningo-encéphalite, sont précisément les médicaments les plus efficaces contre la céphalalgie, les vertiges, la stupeur intellectuelle, la congestion faciale qui, chez les typhoïdes, précèdent si souvent le développement du délire? Si ces accidents diminuent ou disparaissent sous l'in-

fluence manifeste de ce genre d'agents thérapeuti=
ques, si ces résultats sont d'autant plus évidents que
les vomissements bilieux ont été plus abondants, ne
faudra-t-il pas convenir forcément que ces phénomènes
morbides sont dépendants de l'état saburral des premières voies, et que, dans ce cas, les vomitifs n'ont pas
l'inconvénient que leur a reproché M. Lallemand et
que, très certainement, ils auraient, s'ils étaient administrés dans la méningo-céphalite?

Ne faudra-t-il pas dire la même chose du délire et
surtout de celui qui s'est développé par l'effet des saignées quand on le verra avantageusement modifié ou
détruit après des vomissements déterminés par des
doses plus ou moins réitérées de tartre stibié?

Telle est pourtant la donnée importante que nous
fournit familièrement la médecine clinique ; aussi par-
tageons-nous entièrement l'opinion du célèbre et très
judicieux Stoll, qui prétendait qu'en pareille circonstance il n'y avait point d'inflammation dans les méninges, ni dans le cerveau. Il faut lire les observations
intéressantes que ce grand médecin cite et les considérations pleines de sagacité qu'elles lui suggèrent, pour
se convaincre de l'erreur de ceux qui attribuent toujours le délire et les symptômes nerveux qui l'accompagnent à la phlegmasie des parties renfermées dans
la tête. Cet auteur nous a parfaitement démontré qu'il
n'en était pas ainsi lorsque ces phénomènes morbides
étaient précédés de symptômes saburraux ; aussi, loin
d'obtenir alors de bons effets des saignées, il n'en
avait , pour ainsi dire , retiré que de très fâcheux (1).

(1) Il en a été de même de Tissot.

Quelques uns de ses malades furent cependant saignés abondamment et *coup sur coup;* mais cela ne les
empêcha pas de délirer de plus en plus, jusqu'à ce que
Stoll, guidé par quelques circonstances antécédentes,
eut recours à des éméto-cathartiques répétés, qui firent
rendre de la bile en abondance.

Quant à moi, je puis affirmer que presque tous les malades typhoïdes que j'ai vus dans le délire, au bout de
quelques jours de leur maladie, avaient été plus ou moins
copieusement saignés hors de l'hôpital, que ceux qui
m'ont paru les plus affectés sous bien des rapports, et
particulièrement sous celui du trouble des facultés intellectuelles, sont les sujets qui avaient perdu le plus de
sang : or, parmi ces malades, il en est un bon nombre
qui ont repris promptement toute leur intelligence
après avoir vomi copieusement au moyen de l'émétique
en lavage; d'autres n'ont été débarrassés de ce grave
symptôme qu'au bout d'un certain nombre de jours,
et après avoir été abondamment évacués par l'eau de
Sedlitz ou tout autre laxatif.

Seraient-ce là, je le demande, les résultats qu'on ob-
tiendrait de ces divers agents thérapeutiques si les
symptômes nerveux des fièvres typhoïdes tenaient à la
frénésie proprement dite? Cela n'est pas vraisemblable, et je répéterai même qu'en admettant l'existence de la phlegmasie encéphalique, il est à croire
que ces résultats seraient en général inverses, c'est à
dire qu'on retirerait plus souvent des bienfaits de la
saignée et des effets plus ou moins fâcheux des émétiques.

Nul doute que les praticiens qui ont traité de nombreuses fièvres typhoïdes accompagnées de délire et de

soubresauts de tendons n'auraient pas recommandé une extrême circonspection à l'égard des émissions sanguines si, d'une part, ils avaient été persuadés que la phlegmasie méningo-céphalite existait, si, d'ailleurs, l'expérience ne leur avait pas démontré que, loin de remédier dans ce cas aux troubles du système nerveux, on ne faisait, la plupart du temps, que les rendre plus nombreux et plus intenses.

La réserve dont nous parlons était prescrite quant aux symptômes nerveux qui arrivaient dans le commencement de la maladie ou peu de jours après; mais les saignées étaient tout à fait exclues par Sydenham lui-même, lorsque les troubles de l'innervation se développaient à la fin, ou quand les forces vitales paraissaient épuisées.

Si donc quelques phénomènes nerveux qui se montrent assez communément dans les fièvres typhoïdes semblent indiquer un état inflammatoire des méninges et du cerveau, surtout quand ils sont précédés ou accompagnés de congestion faciale, il nous semble bien manifeste que la thérapeutique donne la preuve du contraire, puisque, d'une part, les saignées laissent presque toujours stationnaires, augmentent ou font naître ces accidents; que de l'autre, les vomitifs et les purgatifs les empêchent très souvent de se développer, les modèrent ou les font disparaître avec plus ou moins de promptitude.

Prétendra-t-on, pour détruire mes assertions, qui ne sont pour ainsi dire que la répétition de celles de Stoll, l'un des grands médecins qui ont le plus illustré la science et agrandi le domaine de la médecine pratique, que l'anatomie pathologique démontre l'existence de l'inflammation. des méninges et du cerveau chez les sujets typhoïdes atteints de délire et de quelques autres phénomènes nerveux?

Les médecins qui veulent trouver de l'inflammation partout et dans toutes les circonstances ne craindront pas sans doute d'émettre cette dernière proposition; mais ceux qui savent combien l'homme est susceptible de commettre des erreurs et de prendre les apparences pour des réalités, ne se croiront aucunement obligés d'ajouter une confiance absolue à de simples paroles, de quelque prestige qu'elles soient accompagnées. Pour moi, loin de me laisser entraîner par l'appareil décisif et pompeux du langage, je préfère, dans l'intérêt de la vérité, examiner avec le soin dont je puis être capable, si les éléments de la prétendue démonstration sont de nature à la rendre tout à fait irrécusable.

Pour mettre le lecteur à même de faire avec moi cet examen, je crois nécessaire de placer sous ses yeux, non mes propres observations anatomiques, mais bien celles de MM. Andral, Louis et Bouillaud, qui, tous les trois, ont fait de nombreuses ouvertures de corps, et ont manifesté leur opinion sur la nature des altérations qu'on rencontre dans la tête des sujets qui ont été victimes de la fièvre typhoïde délirante.

Commençons d'abord par faire voir comment M. Andral s'exprime à l'égard de ces lésions, et nous ferons ensuite une analyse aussi succincte que possible, tant des observations de M. Louis que de celles de M. Bouillaud dont les interprétations sont diamétralement opposées à celles de ses deux confrères.

Voici comment M. Andral s'exprime d'une manière

générale à l'égard des lésions qu'éprouve le systéme nerveux dans les fièvres graves :

« Ce systéme ne nous a présenté que des lésions
» rares et peu intenses; chez cinq individus seulement
» nous avons noté une assez vive injection des mé-
» ninges avec conservation de leur transparence, et
» sans autre altération de leur tissu.

» Chez quatre d'entre eux, cette injection était bor-
» née aux méninges de la convexité des hémisphères;
» chez le cinquième, elle était étendue aux membranes
» de la face intérieure du cerveau. (Observ. 81, 85,
» 86, 89, 91.)

» Chez deux autres individus, les méninges avaient
» subi une altération plus considérable. Dans un de
» ces deux cas (Observ. 93), une sérosité trouble, lac-
» tescente infiltrait le tissu cellulaire sous-arachnoï-
» dien de la convexité des hémisphères. Dans le
» deuxième cas (Observ. 106), l'arachnoïde de cette
» même convexité présentait une friabilité remarqua-
» ble. Lorsqu'on essayait de la soulever, elle se déchi-
» rait par petits lambeaux, et l'on enlevait avec elle
» un peu de la substance cérébrale elle-même, qui
» était rosée à sa superficie. *Il semblait* qu'il y eût,
» dans ce cas, arachno-céphalite.

» Nous avons trouvé la substance cérébrale picotée
» d'un nombre plus ou moins considérable de petits
» points rouges, toutes les fois que nous avons observé
» l'injection de l'arachnoïde. Nous avons rencontré
» aussi cet état picoté du cerveau chez quelques sujets
» dont les différentes veines cérébrales étaient gorgées
» de sang sans injection même des méninges.

» On a beaucoup parlé de la diminution ou de l'aug-

» mentation de consistance du cerveau dans les fièvres
» adynamiques et ataxiques. Pour acquérir sur ce
» point des notions précises, nous avons ouvert,
» pendant toute une année, les crânes de tous les
» individus qui ont succombé aux maladies les plus
» différentes, aiguës ou chroniques. *Nous avons*
» *soigneusement comparé l'état du cerveau, dans*
» *ces cas divers, avec l'état qu'il présente dans les*
» *fièvres graves. Nous n'avons pas trouvé, dans*
» *ces dernières maladies, que le tissu du cer-*
» *veau fût réellement plus dur ou moins consistant.*
» *Deux fois cependant (Obs. 86, 117) la masse en-*
» *céphalique nous a offert une dureté remarquable.*
» *Mais que peut-on conclure de ces faits isolés? Dans*
» *ce genre de recherches, il est indispensable de noter*
» *le temps qui s'est écoulé depuis l'instant de la*
» *mort.*

» *C'est aussi par cette étude comparative d'un*
» *très grand nombre de cerveaux que nous avons*
» *été conduit à ne tenir compte de la sérosité limpide*
» *épanchée dans le tissu cellulaire sous-arachnoï-*
» *dien, dans les ventricules ou à la base du crâne,*
» *que lorsque cette sérosité est en quantité assez consi-*
» *dérable pour soulever notablement l'arachnoïde,*
» *écarter les circonvolutions.*

» *Ne nous lassons point de le répéter : pour bien*
» *connaître l'état pathologique d'un organe, il est*
» *nécessaire de l'examiner lors même qu'on ne croit*
» *pas y rencontrer de lésion. Faute d'avoir étudié le*
» *cerveau de cette manière, les médecins ont vu par-*
» *tout des méningites, des arachnitis, des hydrocé-*
» *phalites aiguës, des céphalites, etc. Pour nous, il est*

» *bien démontré qu'il n'est guère de symptôme ner-*
» *veux qui ne puisse se manifester sans lésion appré-*
» *ciable du cerveau et de ses dépendances* (1). »

Le langage de M. Andral est trop clair et trop précis pour avoir besoin de longs commentaires. Il est manifeste que ce médecin distingué ne considère point les lésions qu'on découvre dans la tête des individus qui ont succombé aux fièvres désignées sous la dénomination de typhoïdes, comme le témoignage ou le produit de l'inflammation des méninges ou du cerveau.

Cela est si vrai que, dans deux cas où il aurait pu admettre cette inflammation, puisque, dans l'une (Obser. 95), il trouva de la sérosité lactescente, dans l'autre une friabilité très grande de l'arachnoïde et son adhérence intime au cerveau; il n'ose cependant pas affirmer que la phlegmasie existait dans ce dernier cas. *Il semblait*, dit-il, qu'il y eût encéphalite.

En analysant maintenant les observations de M. Louis, nous allons voir qu'elles sont confirmatives de celles qu'a faites M. Andral.

Chez le premier malade dont il rapporte l'observation et qui avait eu du délire, il trouva l'arachnoïde épaisse, opaque en arrière, donnant naissance à un assez grand nombre de granulations blanches ; une infiltration sous-arachnoïdienne très légère, une demi-cuillerée de sérosité dans chacun des ventricules latéraux, une cuillerée dans les fosses occipitales inférieures. Toute la masse encéphalique était d'une bonne consistance, la partie centrale de la substance médullaire injectée comme la pie-mère.

____

(1) *Médecine clinique*, t. I, p. 415, 16, 17, 18.

Le sujet de la deuxième observation eut du délire et beaucoup d'agitation la nuit, la parole tremblante, un rire sardonique.

AUTOPSIE. Une petite cuillerée de sérosité dans la cavité supérieure de l'arachnoïde, faibles traces d'infiltration au dessous de cette membrane ; dans les fosses occipitales, une cuillerée de sérosité, pas une dans les ventricules; pie-mère un peu rouge; substance corticale légèrement nuancée de rose, la médullaire légèrement injectée, l'une et l'autre de bonne consistance.

Le troisième sujet eut du délire et des soubresauts momentanés des tendons.

AUTOPSIE. Arachnoïde opaque et épaisse dans plusieurs points, légère injection sous-arachnoïdienne, une cuillerée de sérosité dans chaque ventricule latéral, trois dans les fosses occipitales inférieures, les ventricules dilatés, point d'injection dans la masse encéphalique qui est d'une bonne consistance.

Le quatrième éprouva également du délire, de l'agitation; nécessité de mettre le gilet de force.

AUTOPSIE. Infiltration sous-arachnoïdienne médiocre, une cuillerée à café de sérosité dans les ventricules latéraux ; cerveau peu injecté, d'une bonne consistance.

Le cinquième eut du délire et de l'agitation, cris, roideur des bras et des avant-bras, légère contracture.

AUTOPSIE. Point de granulations sur l'arachnoïde, infiltration légère au dessous de cette membrane, une cuillerée à café de sérosité claire dans chacun des ventricules latéraux.

Le sixième sujet eut un délire presque continuel et

agité; obligation de mettre le gilet de force, roideur des membres supérieurs.

Autopsie. Arachnoïde parfaitement saine, sans granulation, très légère infiltration au dessous de cette membrane, deux petites cuillerées de sérosité dans le ventriculé latéral gauche, une à droite; pie-mère médiocrement injectée, substance corticale d'un róse tendre, la médullaire faiblement piquetée de sang, l'une et l'autre d'une bonne consistance. Rien de remarquable dans le cervelet, la moelle allongée et la moelle épinière.

Le septième malade eut du délire, des tremblements de la mâchoire inférieure.

Autopsie. Granulations sous-arachnoïdiennes rares, traces d'infiltration; deux petites cuillerées de sérosité dans les ventricules latéraux, cinq ou six dans les fosses occipitales; pie-mère peu injectée, substance corticale d'un rose tendre, la médullaire légèrement piquetée de sang, l'une et l'autre d'une bonne consistance; le cervelet dans le même état que le cerveau.

Le huitième malade n'eut point de délire, mais il eut les traits immobiles, le regard fixe, la bouche déviée à droite, de l'agitation dans la nuit, des rêves continuels, de la roideur dans les membres, une différence de grandeur dans les deux pupilles.

Autopsie. Rien dans l'arachnoïde ni au dessous, une cuillerée à café de sérosité limpide dans chacun des ventricules latéraux, deux cuillerées dans les fosses occipitales; pie-mère très injectée sur les parties latérales du cerveau; cerveau consistant, très piqueté; la couche optique droite un peu moins ferme que la gauche, deux cuillerées de sérosité dans le rachis, moelle épinière saine.

Le neuvième sujet eut de l'agitation, un délire violent qui obligea à lui mettre le gilet de force.

AUTOPSIE. Granulations miliaires blanches et opaques, nées de l'arachnoïde près du sillon longitudinal, en arrière, dans des points où cette membrane était louche et épaissie ; traces d'infiltration au dessous, quelques gouttes de sérosité dans les ventricules latéraux; veines cérébrales presque vides de sang ; pie-mère peu injectée, substance médullaire uniformément rose dans toute son épaisseur, la médullaire médiocrement piquetée de sang; l'une et l'autre et toutes les parties de l'encéphale généralement d'une bonne consistance.

Le dixième malade eut un délire non interrompu.

AUTOPSIE. Granulations blanches opaques, assez nombreuses près de la faux ; légère infiltration sous l'arachnoïde, point de sérosité dans les ventricules latéraux, veines cérébrales supérieures un peu distendues par le sang vis à vis de l'occiput ; substance corticale pâle, la médullaire médiocrement injectée, l'une et l'autre d'une bonne consistance ; côté gauche du cervelet un peu moins ferme que le droit.

Le onzième sujet eut du délire et une contraction spasmodique des muscles masseters.

AUTOPSIE. Os du crâne extrêmement minces, veines cérébrales presque dépourvues de sang, nulle infiltration au dessous de l'arachnoïde, quelques gouttes de sérosité dans les ventricules latéraux, deux cuillerées du même liquide dans les fosses occipitales inférieures; pie-mère très injectée, substance corticale nuancée de rose, la médullaire médiocrement piquetée de sang, l'une et l'autre d'une bonne consistance ; le cervelet dans le même état que le cerveau.

Le douzième malade éprouva du délire violent.

AUTOPSIE. Granulations opaques, petites et rares contre la faux cérébrale, nulle infiltration sous-arachnoïdienne, une petite cuillerée de sérosité dans chacun des ventricules latéraux ; pie-mère saine, non injectée, substance corticale d'un rose très tendre, la médullaire très légèrement piquetée de sang, toute la masse encéphalique d'une bonne consistance, les corps rhomboïdaux du cervelet d'une couleur verdâtre, d'ailleurs sains.

Le treizième malade n'eut point de délire, à proprement parler ; mais ses réponses furent inintelligibles, les pupilles larges, le bras droit paralysé.

AUTOPSIE. Nulle infiltration sous-arachnoïdienne, quelques gouttes de sérosité dans chacun des ventricules latéraux, point de liquide dans les fosses occipitales ; pie-mère rouge et médiocrement gorgée de sang ; cerveau et cervelet très fermes et très injectés.

Le quatorzième malade eut des lipothymies, du délire, une occlusion spasmodique des paupières; roideur du bras droit.

AUTOPSIE. Quelques granulations miliaires, opaques le long de la fissure longitudinale, nulle infiltration sous-arachnoïdienne, demi-cuillerée de sérosité dans chacun des ventricules latéraux, un peu moins dans les fosses occipitales ; toute la masse encéphalique un peu molle, non injectée.

Le quinzième malade n'eut point de délire, et cependant, à son autopsie, on trouva une injection sous-arachnoïdienne légère, une cuillerée et demie de sérosité claire dans le ventricule latéral droit, un peu moins à gauche, deux dans les fosses occipitales inférieures; pie-mère un peu moins injectée entre les circonvallations cérébrales, substance corticale d'un rose tendre, la médullaire un peu piquetée de sang, l'une et l'autre d'une bonne consistance; cervelet et protubérance annulaire parfaitement sains.

Le seizième malade eut du délire.

Autopsie. Feuillet de l'arachnoïde correspondant à l'hémisphère supérieur, épais, opaque, granulations blanches nombreuses, infiltration considérable de sérosité entre l'arachnoïde et la pie-mère, une cuillerée du même liquide clair dans chacun des ventricules latéraux, deux à la base du crâne, substance corticale du cerveau un peu pâle, substance médullaire non injectée, un peu moins ferme que dans l'état naturel.

Le dix-septième malade eut du délire et des mouvements convulsifs dans les lèvres, on fut obligé de lui mettre le gilet de force.

Autopsie. *Cinq ou six filaments humides et polis* unissaient les deux feuillets de l'arachnoïde au dessus des lobes antérieurs du cerveau; une matière jaunâtre demi-liquide, membraniforme tapissait une partie de la dure-mère supérieure; on trouvait de légères traces d'infiltration au dessous de l'arachnoïde, une cuillerée et demie de sérosité dans chacun des ventricules latéraux et un peu plus dans les fosses occipitales; le cerveau était un peu moins ferme que dans l'état naturel (1).

(1) Ce malade eut une parotide énorme et suppurée, qu'on fut obligé d'inciser.

Le dix-huitième malade eut un délire violent; on fut obligé de lui mettre la camisole.

AUTOPSIE. Arachnoïde plus épaisse et beaucoup plus résistante qu'à l'ordinaire; cerveau de bonne consistance, un peu injecté; une cuillerée de sérosité limpide dans chaque ventricule latéral.

Le dix-neuvième malade eut du délire; on fut obligé de lui mettre le gilet de force.

A l'autopsie, on trouva deux éraillures dans la dure-mère qui donnaient passage à des granulations de l'arachnoïde; il y avait quelques traces d'infiltration au dessous de cette membrane, deux petites cuillerées de sérosité dans les ventricules latéraux, et pas une goutte dans les fosses occipitales. La pie-mère était injectée, la substance corticale du cerveau et surtout celle du cervelet d'un rose assez vif, la médullaire sablée de sang, toute la masse encéphalique d'une bonne consistance.

Le vingtième malade eut le délire.

A l'autopsie, les veines cérébrales parurent gorgées de sang; pie-mère très rouge, substance corticale rose dans toute son étendue, substance médullaire très injectée, l'une et l'autre d'une consistance convenable; trois petites cuillerées de sérosité dans les ventricules latéraux, le cervelet dans le même état que le cerveau.

Le vingt et unième malade eut de l'agitation et du délire.

A l'autopsie, éraillures de la dure-mère, glandes blanches et opaques, veines cérébrales remplies de sang, quelques traces de sérosité dans le ventricule gauche seulement; pie-mère injectée, substance corticale du cerveau et du cervelet d'un rouge violet bien prononcé ; la médullaire très sablée de sang, l'une et l'autre d'une bonne consistance.

Le vingt-deuxième malade et le dernier que nous citerons, parce que les altérations furent à peu près semblables dans les autres sujets dont M. Louis a fait avec soin l'ouverture, avait eu du délire et ne présenta rien de remarquable dans la tête.

Quelles sont maintenant les conclusions que ce médecin tire de tous ces faits anatomiques, ainsi que des recherches qu'il a faites chez les sujets qui ont succombé à d'autres maladies qu'à la fièvre typhoïde et qui n'avaient pas eu du délire (1)?

Il conclut, vu l'identité d'altérations chez les uns et les autres sujets, vu l'absence d'adhérences entre les deux feuillets de l'arachnoïde, celle des épanchements purulents au dessous de cette membrane, de l'extrême rareté, ou plutôt de la presque nullité des fausses membranes, 1° qu'aucune des lésions n'est propre à l'affection typhoïde ; 2° que l'infiltration du tissu sous-arachnoïdien, l'injection de la pie-mère, les épanchements de sérosité dans les ventricules et les fosses occipitales, l'augmentation de consistance du cerveau, la couleur rose de cet organe sont fort légers et sans doute le produit des derniers moments, ou des derniers jours de l'existence ; sans quoi on aurait observé un certain nombre de symptômes toujours plus ou moins exactement les mêmes chez les individus dont le cerveau ou ses membranes offraient la même lésion, ce qui n'est pas (2).

(1) Au nombre desquels n'étaient pas compris les apoplexies, l'hydrocéphale, le ramollissement du cerveau.

(2) *Recherches sur la gastro-entérite*, t. I.

M. Louis est donc bien loin de regarder ces altérations organiques comme le témoignage d'une arachnitis ; il ne veut pas même qu'on considère comme telle la couleur rosée de la substance corticale, 1° parce qu'elle n'existait pas chez tous les sujets qui ont été atteints de délire ; 2° qu'elle s'observe chez ceux qui ne sont aucunement affectés de symptômes de méningite ; 3° que cette constante uniformité d'une inflammation toujours la même dans son degré, ne donnant jamais lieu qu'à un seul effet, *l'altération de la couleur de l'organe qui en est le siége, ne produisant ni ramollissement, ni epaississement du tissu, n'a lieu dans aucun des viscères dont l'histoire de l'inflammation, sous le rapport anatomique, est la mieux connue* (1).

Si dans quatre cas seulement M. Louis a trouvé l'arachnoïde louche, si chez l'un d'eux elle était manifestement épaissie, il n'admet pas pour cela que ces lésions fussent le produit d'une méningite aiguë, il les considère comme anciennes.

Ce qu'il y a de très remarquable, c'est que, chez aucun des sujets typhoïdes qu'il a ouverts, il n'a jamais trouvé de matière purulente entre les deux feuillets de l'arachnoïde. Il n'a pas été plus heureux relativement aux adhérences, quoiqu'il déclare avoir ouvert, avec le plus grand soin, la tête de cinq cents sujets morts de diverses maladies.

Cela, certes, ne prouve pas que l'arachnitis soit aussi commune que quelques médecins le prétendent ; on peut même, avec quelque assurance, inférer de ces

(1) *Recherches sur la gastro-entérite*, p. 385 et 86.

faits qu'elle est infiniment plus rare que la pleurésie, la péricardite et la péritonite, à la suite desquelles on trouve si fréquemment ces produits de l'inflammation.

Je ne chercherai point à faire connaître plus longuement l'opinion de M. Louis à l'égard de l'arachnitis, considérée comme complication de la fièvre typhoïde; ce que je viens d'exposer est, je crois, très suffisant dans un travail tel que celui-ci, pour démontrer que cette combinaison est extrêmement rare, et que le délire et les symptômes nerveux qui se développent dans cette dernière maladie ne sont point indicateurs d'une telle complication.

Les recherches anatomiques de M. Bouillaud sont-elles plus propres que celles de MM. Andral et Louis à démontrer l'existence de la méningite chez les sujets typhoïdes qui ont offert du délire et d'autres symptômes nerveux? Je le pense d'autant moins que les résultats constatés par le professeur de clinique sont exactement les mêmes que ceux recueillis par les deux autres médecins. Nous allons les exposer ici, afin que le lecteur puisse juger, d'une part, si c'est à tort ou à raison que nous portons ce jugement, si, de l'autre, M. Bouillaud a été bien rigoureux, quand il a conclu des lésions trouvées dans la tête, que la fièvre ataxique est le produit d'une méningo-encéphalite.

Faits anatomiques extraits du Traité des fièvres de M. Bouillaud.

Quatrième observation. Fièvre bilieuse ou gastrique passée à l'état de fièvre adynamique, *avec délire.*

Organes encéphaliques.

Épanchement assez abondant de sérosité à la base du crâne et dans les ventricules; arachnoïde et pie-mère blanches, opaques, laiteuses, injectées et rouges par endroits, surtout vers la partie postérieure des hémisphères cérébraux ; substance cérébrale ferme et piquetée de sang, substance cérébelleuse moins ferme.

Cinquième observation. Fièvre bilieuse ou méningo-gastrique passée à l'état de fièvre ataxo-adynamique, *avec loquacité sans véritable délire.*

Dans cette observation, les organes encéphaliques n'ont point été examinés.

Sixième observation. Fièvre méningo-gastrique passée à l'état de fièvre adynamique *avec délire.*

Organes encéphaliques.

Injection des méninges avec rougeur rutilante en quelques points; rougeur vive et ponctuée de la substance cérébrale qui est assez ferme, sérosité à la base du crâne; une très petite quantité de ce liquide dans les ventricules.

Septième observation. Fièvre bilieuse passée à l'état de fièvre ataxo-adynamique, *avec délire.*

Il ne fut pas permis d'examiner les organes encéphaliques.

Huitième observation. Fièvre méningo-gastrique passée à l'état de fièvre adynamique, *avec délire.*

Organes encéphaliques.

Les membranes cérébrales présentent une assez vive injection, les ventricules et les fosses occipitales contiennent une certaine quantité de sérosité, la substance du cerveau et du cervelet est d'une bonne consistance.

Neuvième observation. Fièvre méningo-gastrique passée à l'état de fièvre ataxo-adynamique, *avec délire.*

Organes encéphaliques.

Les méninges sont injectées, rouges, surtout à gauche ; il existe une certaine quantité de sérosité à la base du crâne et dans les ventricules; la substance cérébrale est d'une bonne consistance.

Dixième observation. Fièvre méningo-gastrique passée à l'état de fièvre adynamique.

Organes encéphaliques.

Sérosité assez abondante, un peu trouble dans la cavité de l'arachnoïde ; la pie-mère en est légèrement infiltrée ; la substance cérébrale, d'une bonne consistance, est un peu piquetée de sang.

Quinzième observation. Fièvre dite putride ou adynamique, *avec délire.*

Il n'est pas fait mention dans cette observation des organes encéphaliques.

Seizième observation. Fièvre dite putride ou adynamique.

Organes encéphaliques.

L'arachnoïde et la pie-mère un peu laiteuses, opaques à la convexité du cerveau, sont généralement rouges ou gorgées de sang ; les ventricules latéraux et surtout le gauche contiennent, ainsi que la base du crâne, une assez grande quantité de sérosité rougeâtre ; les vaisseaux qui rampent à la surface des ventricules latéraux sont admirablement injectés.

Dix-septième observation. Fièvre dite putride ou adynamique, *avec délire.*

Organes encéphaliques.

Il s'écoule de la base du crâne et du rachis une assez grande quantité de sérosité ; l'arachnoïde et la pie-mère sont injectées, surtout à droite ; les ventricules contiennent une sérosité blanchâtre un peu trouble ; le tissu cérébral, d'une bonne consistance, est ponctué de sang.

Dix-huitième observation. Fièvre putride ou adynamique *avec délire.*

Organes encéphaliques.

Le cuir chevelu est infiltré de sang, la pie-mère et l'arachnoïde sont vivement injectées ; les ventricules làtéraux contiennent un peu de sérosité rouge ; la substance cérébrale est ferme, la surface des incisions qu'on y pratique se couvre de gouttelettes de sang très nombreuses.

Dix-neuvième observation. Fièvre dite putride ou adynamique, *avec délire.*

Organes encéphaliques.

Le sac arachnoïdien et les ventricules contiennent un peu de sérosité ; à la surface des ventricules latéraux, se dessinent fortement des vaisseaux nombreux, injectés ; les méninges sont gorgées de sang, la substance cérébrale est ferme.

Vingtième observation. Fièvre adynamique, *avec délire.*

Organes encéphaliques.

Épanchement d'environ trois cuillerées de sérosité dans la cavité de l'arachnoïde ; la surface du cerveau présente une couleur d'un blanc laiteux, due à l'épaississement et à l'infiltration des méninges ; des adhérences celluleuses existent entre les faces correspondantes des deux hémisphères cérébraux ; d'ailleurs les méninges sont généralement rouges et injectées, surtout dans les anfractuosités ; les ventricules contiennent à peine quelques gouttes de sérosité ; la substance cérébrale, d'une bonne consistance, est légèrement rosée.

Vingt et unième observation. Fièvre adynamique avec péritonite.

Organes encéphaliques.

Les méninges sont assez injectées ; les ventricules cérébraux contiennent une sérosité rougeâtre assez abondante ; la substance cérébrale est d'une bonne consistance.

Vingt-deuxième observation. Fièvre adynamique, *avec délire.*

Organes encéphaliques.

Les méninges sont un peu infiltrées ; surtout à la convexité du cerveau, où elles sont blanches et comme laiteuses ; une certaine quantité de sérosité se remarque à la base du crâne et dans les ventricules ; tissu cérébral un peu mou, sensiblement injecté.

Vingt-troisième observation. Fièvre putride ou adynamique.

Il n'est pas fait mention des organes encéphaliques.

Quarante-sixième observation. Fièvre ataxique, méningo-encéphalite idiopathique ou primitive, *avec délire.*

Organes encéphaliques.

En retirant le cerveau de l'intérieur du crâne, il s'écoule une sérosité trouble et beaucoup de sang ; les vaisseaux des méninges sont considérablement injectés, la pie-mère est gorgée de sang, la substance cérébrale est molle, et la surface des incisions qu'on y pratique se couvre d'innombrables gouttelettes de sang ; les ventricules cérébraux sont distendus par une grande quantité de sérosité trouble et un peu rougeâtre ; accumulée dans le quatrième ventricule , elle a soulevé les membranes qui recouvrent le bulbe de la moelle, et semble comprimer cette partie (la quantité de sérosité peut être évaluée à un verre); injection des vaisseaux qui rampent à la surface inférieure des ventricules latéraux.

Quarante-septième observation. Fièvre ataxo-adynamique, suite d'une gastro-entérite compliquée de méningo-encéphalite, *avec délire.*

Organes encéphaliques.

Beaucoup de sang s'écoule à la section du cuir chevelu, la surface interne de la dure-mère offre à gauche une rougeur uniforme, comme si elle eût été légèrement teinte de sang. L'arachnoïde et la pie-mère sont très vasculeuses et rouges, surtout à la partie supérieure et externe des hémisphères cérébraux, l'arachnoïde paraît un peu épaissie, sa texture est assez résistante. Il existe à la base du crâne un léger épanchement de sérosité; il s'en écoule environ un demi-verre du canal rachidien; les ventricules en contiennent une cuillerée, le quatrième est un peu dilaté; la substance cérébrale est d'une consistance notable, celle du cervelet est moins ferme; la surface des incisions qu'on pratique dans l'un et l'autre se couvre d'abondantes gouttelettes de sang.

Quarante-huitième observation. Fièvre ataxo-adynamique, suite d'une gastro-entérite compliquée de méningo-encéphalite, *avec délire*.

Organes encéphaliques.

Crâne arrondi, bombé aux régions temporales; la dure-mère, correspondante à ces régions, offre une teinte rouge très prononcée; l'arachnoïde et la pie-mère sont généralement injectées, mais surtout à la base du cervelet et autour du mésocéphale; la pie-mère, qui s'insinue dans les anfractuosités cérébrales, est comme infiltrée de sang; les ventricules de la base du crâne contiennent à peine une demi-cuillerée de sérosité rougeâtre; la substance cérébrale, d'une consistance plus considérable que dans l'état normal, présente une teinte rosée ; des gouttelettes sanguines distillent de la surface des incisions qu'on y pratique; la rougeur est plus marquée dans les corps striés, les couches optiques et le cervelet que partout ailleurs; les circonvolutions externes des lobules moyens du cerveau sont très développées.

Quarante – neuvième observation. Fièvre ataxo-adynamique, suite d'une gastro-entérite compliquée de méningo-encéphalite, *avec délire.*

Organes encéphaliques.

Les membranes du cerveau sont très injectées , il ne s'écoule point de sérosité pendant qu'on les enlève; la pulpe cérébrale, plus ferme que dans l'état naturel, est aussi consistante que si on l'eût plongée pendant quelque temps dans un acide minéral affaibli; les gouttelettes de sang qui coulent à la surface des incisions qu'on y pratique sont petites et peu nombreuses; les ventricules cérébraux contiennent à peine quelques gouttes de sérosité.

Cinquantième observation. Symptômes ataxiques consécutifs à un phlegmon urineux, *avec délire.*

Organes encéphaliques.

Les méninges sont rouges et très injectées; ces membranes étant enlevées, il reste beaucoup de sang dans les anfractuosités cérébrales, et les circonvolutions, ainsi dépouillées, sont abondamment piquetées de sang : l'injection, d'ailleurs, est plus prononcée à gauche qu'à droite, et à la convexité qu'à la base du cerveau ; les ventricules contiennent une médiocre quantité de sérosité rougeâtre ; les vaisseaux qui rampent à leur surface, très nombreux et très développés, y dessinent des arborisations admirables. La toile et les plexus choroïdes sont rouges et gorgés de sang ; ce liquide distille en gouttelettes très nombreuses, de la surface des incisions pratiquées dans l'épaisseur de la substance cérébrale ; un peu de sérosité rouge se trouve à la base du crâne et dans le canal rachidien.

Moins difficile que MM. Andral et Louis, M. Bouillaud conclut de ces données anatomiques, rapprochées des phénomènes nerveux qui se montrent durant le vivant des malades, 1° « que la fièvre ataxique *n'est* » *autre chose qu'une phlogose plus ou moins intense* » *de l'appareil encéphalique, ou cérébro-spinal, avec* » *irritation sympathique du système sanguin;* 2° *que* » l'irritation encéphalique qui produit la fièvre dite » *ataxique* est tantôt primitive et tantôt consécutive à » une autre phlegmasie ; 3° *que* l'irritation consécutive » ou sympathique de l'encéphale est celle qui laisse les » traces les plus légères et qui a été le plus longtemps » méconnue ; 4° *que* ce serait à tort que l'on voudrait » soutenir que l'irritation de l'encéphale, ou, ce qui » est la même chose, que les symptômes de l'ataxie » sont toujours le résultat consécutif ou sympathique » de la gastro-entérite... Mais qu'il est incontestable » que c'est plus particulièrement aux phénomènes nerveux, déterminés sympathiquement par la phlegmasie gastro-intestinale, que l'on a consacré le nom » de fièvre ataxique essentielle (1). »

(1) *Traité des fièvres*, p. 399 et suiv.

Ces conclusions, diamétralement opposées à celles de MM. Andral et Louis, en ce qui concerne la fièvre typhoïde, démontrent évidemment que M. Bouillaud a pris pour des caractères irréfragables de l'inflammation méningo-encéphalique toutes les lésions qu'on trouve dans la tête et le canal rachidien, lésions que MM. Andral et Louis ont cependant rencontrées dans beaucoup de cadavres qui avaient succombé à des maladies où les phénomènes ataxiques n'avaient joué aucun rôle.

Les résultats anatomiques de M. Bouillaud étant évidemment les mêmes que ceux de MM. Andral et Louis, il doit paraître un peu surprenant que les inductions que le premier de ces médecins en a tirées contrastent si fortement avec celles que les deux autres ont déduites des faits recueillis par eux ; mais, quand on réfléchit que MM. Andral et Louis se sont donné la peine d'examiner comparativement la tête des sujets qui ont succombé à la fièvre typhoïde, et celle de ceux qui ont été victimes d'autres maladies ; quand on pense que, dans les uns et dans les autres, ils ont trouvé, à peu de chose près, le même genre d'altérations, bien qu'une partie des malades seulement eût éprouvé des symptômes nerveux, il est manifeste que ces deux habiles médecins devaient arriver à d'autres conséquences que M. Bouillaud, qui, d'une part, a oublié de faire les recherches comparatives dont je viens de parler, qui, d'un autre côté, a considéré la plus minime des congestions cérébrales, le plus léger épanchement séreux, comme le témoignage d'une inflammation méningienne ou encéphalique.

Je ne rappellerai pas ici tous les arguments solides

que MM. Andral et Louis ont apposés à cette doctrine; mais je dois dire que, selon moi, il est impossible de les retorquer autrement que par des sophismes, que détruisent les faits d'anatomie pathalogique recueillis journellement.

Sans doute qu'en comprenant, comme le fâit M. Bouillaud, au nombre des causes de la fièvre ataxique, les *violences* extérieures et quelques autres causes physiques, on doit trouver, dans certains cas, des suppurations de l'arachnoïde, des adhérences de cette membrane à là pulpe cérébrale, des épanchements séro-sanguins, etc.; mais je crois que ces altérations sont, sinon impossibles dans la fièvre typhoïde, quelle que soit sa forme, du moins excessivement rares. Les préuves nombreuses de ce que j'avance se trouvent non seulement dans les faits signalés par MM. Andral et Louis, mais même dans ceux de M. Bouillaud.

Qu'on examine avec attention les uns et les autres, et l'on verra qu'à l'exception des sujets qui ont éprouvé d'abord les symptômes frénétiques, on ne trouve pas une fois sur deux cents de la sérosité mélangée avec du vrai pus : or, si l'inflammation de l'arachnoïde était aussi commune que le prétend M. Bouillaud, il est très certain que les résultats devraient être contraires; car il en est de cette membrane enflammée comme de la plèvre, du péritoine et du péricarde, dont la phlegmasie est très fréquemment suivie de suppuration et d'adhérences. La nature de toutes ces membranes étant la même et ne différant entre elles que par leur situation, il est manifeste que les phlegmasies dont elles sont le siége doivent avoir des conséquences identiques.

Si donc la suppuration et les adhérences manquent presque toujours, ou sont excessivement rares chez les sujets qui ont été atteints de fièvre typhoïde délirante, c'est, n'en doutons pas, parce qu'alors la phlegmasie n'existe point et que le trouble du système nerveux tient à une autre cause.

On doit craindre cependant que cette complication ne se soit formée, quand il y a un délire violent, une congestion très forte des yeux et de la face, du strabisme, des mouvements irréguliers dans les yeux, des spasmes plus ou moins continus des muscles de la face, de la carphologie, des contractures musculaires dans les membres, des crampes, ou quelques symptômes de paralysie; mais le délire, les soubresauts des tendons, quelques légers spasmes musculaires, dont l'existence est éphémère, n'indiquent aucunement, dans la fièvre typhoïde, une inflammation méningo-encéphalique; ces phénomènes annoncent seulement que l'innervation ne se fait pas d'une manière régulière.

Ce qui doit particulièrement éclairer sur la nature de l'altération de la tête, c'est la connaissance des causes qui ont précédé le développement des accidents, c'est ensuite leur point de départ et la manière dont ils ont débuté. Quand on est assez heureux pour acquérir des notions positives sous ces divers rapports, le diagnostic est singulièrement facilité et le choix des moyens thérapeutiques moins embarrassant.

C'est ainsi, par exemple, que, lorsqu'on apprendra qu'un malade a reçu un coup sur la tête, à la suite duquel il se sera développé des symptômes nerveux plus ou moins nombreux, il faudra considérer ces symptômes comme le produit d'une inflammation du cerveau ou de ses enveloppes, parce qu'il y a mille contre un à parier que cette inflammation existe ; mais on se tromperait étrangement si l'on émettait la même étiologie pour les phénomènes spasmodiques qui auraient apparu après le développement des phénomènes saburraux qui forment le prélude des fièvres typhoïdes, car il y a presque certitude que le cerveau et les méninges ne sont point atteints de phlegmasie.

Une prévention aveugle émanée de l'esprit de système peut seule faire considérer les phénomènes pathologiques comme dérivant, dans les deux cas, de la même source.

Les observations anatomiques que nous avons rapportées, les raisonnements puissants qui suivent celles de MM. Andral et Louis, les faits que chacun peut rassembler tous les jours s'élèvent avec force contre cette manière de voir, d'ailleurs contredite par la médecine pratique.

Nous le démontrerons quand nous serons arrivé au chapitre du traitement.

Faisons remarquer, en attendant, que, si les causes morbifères sont quelquefois communes à la méningite et à la fièvre typhoïde, elles sont, en général, tellement distinctes, qu'il est, pour ainsi dire, impossible de les confondre.

Les coups, les chutes sur la tête, les contre-coups que cette cavité osseuse peut éprouver, les grandes inflammations sur le cuir chevelu et au voisinage des mâchoires, l'action prolongée des rayons solaires, ou d'un foyer ardent sur le crâne, les passions violentes, les contentions d'esprit trop fortes, la disparition d'une éruption cutanée, d'un écoulement purulent habituel, la suppression brusque des règles, des lochies, d'un flux hémorrhoïdal, d'une sueur accoutumée et nécessaire, l'abus des liqueurs spiritueuses, d'aliments très excitants; telles sont les causes qui occasionnent assez souvent les méningo-encéphalites et qui sont, pour ainsi dire, étrangères au développement des fièvres typhoïdes.

Quelles sont, au contraire, les causes ordinaires de ces pyrexies?

C'est une grande chaleur atmosphérique suivie ou accompagnée d'humidité, ce sont les émanations putrides qui s'élèvent des matières en putréfaction, ou des corps vivants rassemblés dans des lieux trop peu spacieux, ou mal aérés; c'est une alimentation de mauvaise qnalité et surtout celle qui a déjà subi un premier degré de fermentation putride, ce sont les boissons saturées de corps putrides et capables de jeter l'économie dans la corruption et la débilité; ce sont les fatigues excessives de corps et d'esprit, la malpropreté des vêtements dont on se sert, la rétention de la transpiration, le défaut de sécrétion et d'excrétion biliaires, les affections morales tristes, et plus particulièrement la nostalgie et le chagrin.

Ainsi donc, sous quelque point de vue que j'envisage la forme ataxique de la fièvre typhoïde, je ne lui trouve que de faibles points de contact avec la méningite, points de contact qui portent spécialement sur la forme des accidents, mais qu'on n'aperçoit plus quand on fait attention à l'intensité, à la permanence et aux suites des phénomènes nerveux dans l'une et l'autre maladie.

Nous avons vu que les preuves qu'on a puisées dans l'anatomie pathologique, pour démontrer l'existence de la méningite dans la fièvre ataxique, ont été considérées par MM. Andral et Louis comme d'une valeur d'autant plus faible, que les lésions du cerveau et des méninges, dans la fièvre ataxique, se rencontrent également et tout aussi fréquemment dans les cadavres des sujets qui n'ont pas eu de délire et qui ont succombé à des maladies très différentes de la fièvre maligne.

Enfin nous avons dit que ce qui mettait encore une grande différence entre la pyrexie typhoïde ataxique et la méningite, dont on prétend qu'elle dépend, c'est la thérapeutique, qui doit être essentiellement antiphlogistique et révulsive dans cette dernière maladie, tandis qu'elle doit spécialement porter sur l'usage des évacuants supérieurs et inférieurs dans la fièvre typhoïde.

Altérations organiques qu'on rencontre à la suite des fièvres typhoïdes.

Nous ne ferons ici qu'une simple énumération des lésions qu'on trouve à l'ouverture des corps des sujets typhoïdes, car nous dépasserions de beaucoup les bornes de ce travail si nous voulions entrer dans tous les détails que comporte un pareil sujet, détails qu'on trouvera, si on le désire, dans divers ouvrages modernes et, entre autres, dans ceux de MM. Andral, Louis, Bouillaud, Chomel, Billard qui ont eu beaucoup d'occasions de faire des autopsies.

Commençons par le canal intestinal : son aspect extérieur varie; tantôt il est distendu par des gaz, d'autres fois affaissé ou comme flétri. Dans ce dernier état, il est d'une couleur plus ou moins sombre et jaune; distendu, au contraire, il paraît en général assez blanc. Il est des cas où des taches grisâtres correspondantes à des plaques intérieures et ulcérées se dessinent à l'extérieur; elles sont quelquefois si marquées, qu'on pourrait, pour ainsi dire, compter par elles les ulcérations internes.

On rencontre aussi assez souvent des invaginations intestinales isolées ou multiples, qui, en général, occupent l'intestin grêle.

En ouvrant l'estomac, on trouve sa muqueuse tantôt dans l'état naturel, tantôt injectée, épaissie, ramollie, ulcérée, perforée.

Le *duodénum* ne présente, en général, aucune trace d'altération ; sa muqueuse est ordinairement teinte en jaune.

Le *jejunum* est presque toujours à l'état sain, quelquefois injecté.

L'iléum, surtout dans son tiers inférieur, présente presque toujours des altérations très remarquables; injections, plaques gaufrées, lisses, granulées, ramollies, ulcérées, perforées, de couleur variable.

Ces plaques se trouvent aussi dans le cæcum et même dans le colon ascendant.

Les follicules muqueux sont souvent engorgés, saillants, ulcérés.

Le tissu cellulaire sous-jacent aux plaques est engorgé, injecté, quelle que soit l'altération de celles-ci.

La gangrène s'observe quelquefois dans les lieux où existent les plaques et les ulcérations, c'est à dire à la fin de l'iléum et dans le cæcum.

Presque tous les observateurs, et particulièrement MM. Andral, Louis et Bouillaud, ont remarqué que le tube alimentaire contenait une grande quantité de bile de couleur variable, mais en général d'un jaune clair.

Le mucus est aussi quelquefois très abondant et assez intimement adhérent à la muqueuse intestinale; il n'est pas rare de trouver du sang qui sort, non par exhalation, mais, en général, par quelques vaisseaux béants au milieu ou sur les bords des ulcérations.

▪Les vers lombrics et autres se rencontrent assez souvent.

Les glandes mésentériques, surtout celles qui correspondent aux plaques, sont enflammées et plus ou moins saillantes.

La rate est presque toujours tuméfiée et ramollie.

Le foie ne présente, en général, rien de remarquable.

La vésicule contient, en général, ou de la bile claire, ou une espèce d'eau roussâtre qui semble tenir en suspension une matière brune pulvérulente. Cette décomposition de la bile est particulièrement remarquable quand les symptômes adynamiques ont été très prononcés.

Le pancréas et les reins n'offrent rien de remarquable; la vessie urinaire est souvent distendue par l'urine et assez fréquemment alors un peu phlogosée.

Les poumons offrent trois degrés d'altération : 1° l'engouement, 2° la splénisation, 3° l'engorgement apoplectique; ils sont rarement intacts. Quelquefois l'engorgement spléniforme est combiné avec un peu d'hépatisation, surtout chez les sujets qui ont des crachements de sang durant le cours de la maladie.

Les bronches sont assez souvent enflammées et remplies de mucus.

Le cœur est tantôt dans l'état naturel, tantôt flasque, ramolli, desséché; parfois il est d'un rouge-violet, surtout à l'intérieur. Dans quelques cas, il contient des concrétions albumineuses; plus souvent, du sang brunâtre diffluent.

Les artères sont dans l'état naturel, ou bien elles offrent, à l'intérieur, une rougeur d'autant plus forte, selon la remarque de M. Louis, que le cœur est plus ramolli.

Le sang est manifestement altéré dans la fièvre dite typhoïde; il le paraît d'autant plus que la maladie est plus éloignée de son début, et que ses symptômes caractéristiques sont plus prononcés.

Dans la première période, c'est à dire quand la réaction fébrile est forte et le système sanguin plus ou moins excité, il n'est pas toujours facile de juger de cette altération, parce que le sang extrait de la veine se coagule assez souvent avec une certaine rapidité, le caillot paraît assez ferme et assez fréquemment couvert d'une couenne blanchâtre semblable à celle des rhumatisants ou des péripneumoniques; mais, pour peu que la maladie soit avancée et les phénomènes adynamiques prononcés, il n'en est pas ainsi : outre que le caillot ne se forme pas toujours, il se développe lentement, n'offre pas de consistance, ni de couenne, paraît noir et nageant au milieu d'une abondante sérosité fauve ou verdâtre. Quelquefois, dans cette période, on voit encore une légère couenne à la surface du caillot; mais elle est extrêmement mince et de la même couleur que la sérosité.

Après la mort, le sang qu'on trouve dans le cœur et les gros vaisseaux varie quant à son aspect; jamais il n'est rutilant, il paraît presque toujours brun et très liquide. Quelquefois il a l'apparence rosée et semblable à de l'eau dans laquelle on aurait délayé de la matière colorante rouge (1). Dans d'autres circonstances, il ressemble à de la lie de vin, ou à de la lavure de chairs. La fibrine, dans ce cas, paraît être à peu près détruite; l'albumine, un peu de matière colorante et la sérosité paraissent seules exister (2).

CHAPITRE V.

Corrélation des phénomènes primitifs de la maladie avec les symptômes typhoïdes.

Cette corrélation a été, je crois, trop bien démontrée dans l'historique que nous avons donné pour que nous n'ayons pas besoin de la faire apprécier de nouveau, en rentrant dans ce que nous avons déjà dit; mais il nous importe ici de démontrer d'une manière particulière que là maladie n'est pas primitivement une gastro-entérite.

Premièrement, l'observation clinique fait voir que ce n'est jamais de prime abord que les phénomènes d'irritation gastro-intestinale se présentent; ils sont tellement la conséquence de la maladie, qu'on ne les aperçoit que quelques jours après l'existence de celle-ci, souvent même quand les symptômes typhoïdes se sont déjà développés.

(1) M. Andral, *Médecine clinique*, t. I, p. 410.
(2) *Ibid.*

Cette même observation fait voir, en outre, qu'il est
des sujets qui n'ont aucune espèce de souffrance dans
l'estomac, lors même qu'on exerce sur la région de
cet organe une très forte pression et quoique la maladie soit déjà fort loin de son début : or, à moins d'admettre que la gastrite aiguë a pour caractère l'*indolence*
de l'estomac, il est évident qu'en pareille circonstance
on ne saurait prétendre qu'elle existe.

Il est également impossible d'assurer qu'elle a eu
lieu quand, à la suite de vomissements réitérés et pro-
voqués par les émétiques, on voit disparaître ou diminuer les symptômes locaux et généraux, symptômes
qui, très fréquemment, se manifestent après l'application d'un plus ou moins grand nombre de sangsues
sur la région épigastrique.

On nous objectera peut-être que les autopsies cadavé-
riques, qu'on fait seulement quand la maladie a dégé-
néré en fièvre typhoïde, démontrent constamment cette
inflammation; mais nous répondrons, d'après les observations rigoureuses de M. Louis, et d'après celles
qui nous sont propres, que cela n'est pas exact, puisque beaucoup d'individus ont la muqueuse stomacale
très blanche et consistante; que chez d'autres elle ne
présente que de fort légères injections qui ne diffèrent
pas de celles qu'on trouve dans les cadavres d'individus qui n'ont point eu les organes digestifs affectés
pendant la vie.

Quant à la muqueuse intestinale, on la trouve presque toujours malade dans un point en quelque sorte
déterminé, c'est à dire vers la fin de l'iléum et le cæcum; mais cela n'indique pas qu'elle le soit durant
les prodromes de l'affection typhoïde; car, si cela était,

les symptômes qui les constituent ne seraient pas si souvent emportés par quelques évacuants, les souffrances intestinales seraient plus communes durant ces préliminaires, la constipation en ferait moins souvent partie. Ce n'est presque jamais qu'après sept ou huit jours de maladie que les douleurs de la fosse iliaque droite se développent, soit spontanément, soit sous la pression de la main, ce qui, pour le dire en passant, indique, d'une manière à peu près certaine, que la maladie va changer de forme et va prendre, si déjà elle ne l'a fait, les attributs de la fièvre typhoïde.

Nous venons de dire que *presque toujours* la muqueuse intestinale devenait malade, et nous nous sommes exprimé de la sorte, parce que l'inflammation des plaques de Peyer et des follicules de Brunner n'a pas constamment lieu : or, quelque minime que soit le nombre de cas où cette phlegmasie manque, cela est très suffisant pour détruire, de fond en comble, les principes théoriques de l'école physiologique, car il saute aux yeux que, lorsque l'inflammation est absente, il n'y a pas de possibilité de la prendre pour point de départ de l'affection typhoïde et de la faire répandre de ce point dans toute l'économie (1).

(1) Cette propagation n'a jamais existé que dans l'imagination de celui qui, le premier, en a parlé ; elle n'a pas plus de réalité que la réaction sympathique de l'organe enflammé sur le reste de l'économie, réaction que l'on conçoit, ainsi que nous l'avons dit, durant les douleurs intestinales vives, dans presque toutes les péritonites, les néphrites, etc. , mais dont on ne peut se faire une idée distincte dans ce qu'on appelle l'entérite typhoïde, lorsqu'on sait que très souvent cette phlegmasie dévore silencieusement les parois du canal alimentaire.

Si ce que nous venons de dire est exact, si c'est rigoureusement fondé sur l'observation, il devient manifeste que l'inflammation de l'iléum et du cæcum est aussi secondaire que celle de l'estomac. Nul doute qu'elle ne se forme durant le cours de la maladie; aussi remarque-t-on en général, à l'ouverture des corps, que la désorganisation des plaques et des follicules est d'autant plus marquée, que l'affection daté d'un plus grand nombre de jours. Ce n'est donc pas cette inflammation qui est la source d'où dérivent tous les phénomènes généraux, ce n'est pas sur son existence que doit être fondée une thérapeutique rationnelle : or voilà pourquoi nous avons déjà fait remarquer qu'en la prenant pour base du traitement on tombe dans une erreur d'autant plus matérielle qu'en croyant attaquer la cause du mal, on fait une guerre ouverte au symptôme.

Si elle était essentielle, nul doute que les saignées, les révulsifs, les adoucissants, les calmants auraient sur elle une puissance, pour ainsi dire, souveraine; tandis qu'une observation, dégagée de toute prévention systématique, prouve que ces moyens n'empêchent pas sa marche, et qu'en n'attaquant pas le principe du mal ils lui laissent le temps d'exercer son activité destructive sur les tissus organiques qui sont plus particulièrement en contact avec lui. C'est là un des grands inconvénients qu'on peut reprocher à la méthode antiphlogistico-révulsive; mais il en est quelques autres que nous examinerons un peu plus tard. Ne quittons pas ici le sujet qui nous occupe, et disons encore que, si l'inflammation intestinale était essentielle et la source des phénomènes généraux qui caractérisent les fièvres

typhoïdes, il est à peu près incontestable que les purgatifs réitérés, seraient aussi nuisibles à la muqueuse
iléo-cæcale, que les vomitifs à l'estomac atteint d'une
phlegmasie idiopathique; or il est aujourd'hui de notoriété qu'à l'exception d'une boisson rafraîchissante,
de lavements, de quelques cataplasmes sinapisés, je
n'use que de ces médicaments, tant que dure l'affection
typhoïde. Il est encore bien connu que presque tous
mes malades guérissent, que ceux qui meurent, sont
particulièrement les sujets qui ont été saignés hors de
mon service, ou bien ceux qui me sont livrés agoni-
sants. J'ai donné peut-être cinq cents vomitifs à l'hôpital Necker, tant dans les embarras gastriques que
dans les fièvres typhoïdes, et je cherche encore une gastrite qui soit le résultat de cette médication. J'ai administré des milliers de purgatifs, et je n'ai vu qu'un fort
petit nombre de cas, déjà avancés, où la muqueuse
intestinale a paru s'irriter momentanément. Dans les
quatre-vingt-dix-neuf centièmes de ces cas, la douleur
de la fosse iliaque disparaît, au contraire, après l'emploi
de quelques laxatifs, ce qui, certes, ne prouve pas en
faveur de l'essentialité de l'*entéro-mésentérite*.

N'est-il pas très-surprenant, d'après cela, d'entendre répéter à des hommes de l'art chargés de l'ensei-
gnement, et qui, par conscience ou par d'autres motifs,
sont les seuls qui n'ont jamais voulu traiter la fièvre
typhoïde par les évacuants; n'est-il pas surprenant,
dis-je, de leur entendre répéter, que ces évacuants
doivent être classés parmi les causes de cette fièvre?
Un tel langage ne peut que faire sourire de pitié ceux
qui m'ont vu pratiquer à l'hôpital Necker.

Il doit étonner aujourd'hui les praticiens qui, comme

MM. Marjolin, Louis, Andral, Husson, Guéneau de Mussy, Biett, Miquel, Martin Solon, Honoré, Bricheteau, Bonneau, médecin à l'hôpital des Enfants, et beaucoup d'autres, ont voulu voir par eux-mêmes si ce qu'on leur a répété tant de fois à l'Académie était fondé sur des observations rigoureuses. Qu'on demande à ces honorables confrères s'ils ont ou non à se louer des évacuants; qu'on le demande aux élèves qui sont chargés de recueillir les observations, et j'affirme d'avance que pas un ne répondra négativement (1).

Mais si cela est, si l'on combat heureusement la fièvre typhoïde par la méthode évacuante, si c'est cette méthode qui guérit le plus de malades, qui les guérit

---

(1) M. Cruveilhier, qui, uniquement éclairé par l'anatomie pathologique, ne paraît pas partisan de ma méthode de traitement, ainsi que cela résulte de ce qu'il dit, l'année dernière, dans une séance de l'Académie, peut-il nier que l'enfant de M. le docteur Vitrat, presque mourante, a été sauvée par les évacuants mis en usage contre son gré, d'après l'opinion de M. Fouquier et de M. Vitrat lui-même? Je ne pense pas que cet honorable professeur désavoue un pareil fait; mais j'ai lieu d'être étonné qu'il n'en ait pas fait mention lors de là discussion sur mes mémoires. M. Vitrat a été plus juste à mon égard, car il est venu me faire des remercîments et m'autoriser à raconter ce qui s'était passé relativement à son enfant.

Quant à M. Chomel, qui se montre si craintif et si cauteleux dans l'administration des purgatifs, il peut dire aussi qu'une demoiselle de M. Trubert, ancien notaire, à laquelle il a donné des soins de concert avec son confrère M. Pierre Ovitti, n'a peut-être évité la mort qui la menaçait que parce que des évacuants lui ont été administrés, après une démarche que M. Bastarèche, agent de change, fit chez moi, et qui, peu de temps après, fut suivie d'une seconde, pour me remercier des conseils bien gratuits que j'avais donnés à sa grande sollicitation.

plus promptement et en évitant tous les inconvénients qui sont attachés aux autres traitements, il devient incontestable que l'inflammation intestinale est symptomatique.

Maintenant on est en droit de me demander quelle est, selon moi, la cause de cette phlegmasie et des phénomènes généraux qui, avec ou sans elle, constituent la fièvre typhoïde.

Pour répondre d'une manière un peu satisfaisante à cette question, il est bon de rappeler qu'indépendamment des altérations organiques du canal alimentaire, altérations auxquelles seules on a fait jouer un rôle primitif important, on a presque constamment trouvé sur la muqueuse digestive une grande quantité de bile mélangée probablement avec d'autres liquides sécrétés et exhalés. M. Andral l'a rencontrée en abondance chez la moitié des sujets qu'il a ouverts ; M. Bouillaud l'a constatée chez tous et il le fait remarquer d'une manière particulière, sans en tirer la plus petite conséquence profitable à la médecine pratique; M. Louis a vu que, dans la fièvre typhoïde, la bile était deux ou trois fois plus copieuse que dans les sujets morts d'autres maladies. Prost, bien longtemps avant ces trois médecins, avait non seulement fait observer combien la quantité de ce liquide était augmentée dans les fièvres graves, mais il avait de plus remarqué que là où la muqueuse intestinale n'était pas protégée par des mucosités, la bile devenue acrimonieuse déterminait une inflammation. Quant à moi, j'ai vu que ce produit hépatique était répandu dans le tube alimentaire en raison directe de la brièveté de la malade, de la rareté et du peu d'abondance des évacuations. J'ai vu qu'en général il est d'autant plus jaune qu'on l'examine plus près du duodénum ; qu'il se répand dans cet intestin et dans le jéjunum sans y déterminer d'irritation ; que, dans la première portion de l'intestin iléum, son passage est quelquefois marqué par des rougeurs ; que, dans la plus inférieure et dans le cæcum le liquide encore jaune, vert ou roussâtre, clair ou poisseux, est abondamment accumulé et corrompu ; que là il imprime souvent une couleur ocrée aux ulcérations qui se sont formées sur les plaques et les follicules.

En réfléchissant à toutes ces circonstances, dans les premiers temps de ma pratique à l'hôpital Necker ; en voyant que mes malades soumis au traitement antiphlogistique, pris dans sa plus grande acception, étaient particulièrement ceux que je perdais ; en remarquant que je n'étais guère plus heureux avec ceux que je traitais par la méthode expectante ; enfin, en ayant acquis la conviction que le traitement stimulant était, en quelque sorte, meurtrier quand il était employé d'emblée, je soupçonnai que peut-être la fièvre typhoïde, qui, selon l'opinion d'alors, n'était qu'une gastro-entérite, dépendait, ainsi que l'altération organique à laquelle on l'attribuait, de la présence de cette bile abondante qui, devenue acrimonieuse et putride, exerçait d'une part une action désorganatrice sur l'intestin, de l'autre introduisait l'infection et le désordre dans l'organisme, en pénétrant et se répandant dans le système circulatoire (1).

Je m'attachai d'autant plus à cette idée hypothéti-

____

(1) Depuis Hippocrate jusqu'à Finke, il n'est presque pas de pathologiste qui n'ait manifesté cette opinion.

que que je voyais se former les lésions organiques dans la portion la plus déclive de l'intestin grêle, c'est à dire là où les matières stercorales, légèrement retenues par une valvule, sont, en quelque sorte, forcées de stagner, et où d'ailleurs elles ont acquis un très haut degré de corruption.

Une autre raison qui m'engagea à ne pas abandonner cette hypothèse, c'est la désharmonie que j'observais, dans une multitude de cas, entre le degré de l'irritation intestinale et les symptômes généraux, qui souvent étaient très graves, lorsque l'affection abdominale paraissait très légère, et *vice versa.*

Ne pouvant donc invoquer l'influence sympathique de l'intestin sur le reste de l'économie ; ne pouvant admettre d'ailleurs que l'état général dépendait de la propagation de l'inflammation intestinale dans tous les systèmes organiques, *puisqu'il est des cas où cette inflammation n'existe pas,* je me rendis compte des troubles généraux, en établissant, comme un fait probable, que les matières contenues dans le tube alimentaire passaient en partie dans la masse des humeurs et produisaient nécessairement sur les divers organes, inaccoutumés à leur impression, des troubles fonctionnels proportionnés à la putridité et aux qualités stimulantes de ces liquides.

Le délire, les soubresauts des tendons, les tremblements musculaires, l'aspect pulvérulent des narines, la fuliginosité buccale, la prostration des forces, la décomposition du sang, les pétéchies et les vibices, la disposition des organes aux dégénérescences gangreneuses, les ramollissements qu'ils subissent, etc., etc., pouvaient, en admettant cette hypothèse, être plus ou

moins raisonnablement expliqués, tandis que, sans elle,
il devenait impossible de s'en rendre un compte qui
approchât de la vraisemblance.

Il y a trop d'identité entre les symptômes qui surviennent dans la fièvre typhoïde et ceux qui se développent quand on injecte des matières putrides dans
l'intestin, pour que l'étiologie des accidents soit différente dans les deux cas. Il me paraît que, dans l'un
comme dans l'autre, il y a résorption de substances
délétères; aussi se manifeste-t-il, dans l'un et l'autre,
des symptômes putrides et ataxiques. Il n'y a qu'à
consulter les expériences faites par MM. Gaspard et
Bouillaud pour se convaincre de cette vérité.

Le foyer putride existe aussi incontestablement dans
l'intestin des sujets qui sont atteints de fièvre typhoïde
spontanée que dans ceux chez lesquels on la fait
naître artificiellement. Seulement, dans le premier cas,
la bile joue un grand rôle dans la production des phénomènes morbides, tandis que, dans le deuxième, elle
ne concourt, selon toute apparence, au développement
des phénomènes généraux que d'une manière très
secondaire. Mais que ce soit elle ou toute autre matière
simple ou composée qui forme le foyer putride dans
lequel les absorbants intestinaux vont puiser, peu importe : toujours est-il qu'il y a un foyer putride sans
lequel la maladie n'aurait pas lieu.

Pour que ces idées aient quelque valeur, me dis-je,
il faut qu'elles soient justifiées par la thérapeutique,
qui doit particulièrement être dirigée contre la cause
matérielle à laquelle nous attribuons les divers accidents qui caractérisent les fièvres typhoïdes. Il est nécessaire, par conséquent, que la maladie s'améliore

en proportion de la diminution de cet agent morbifique et que, finalement, elle cesse dans la plupart des
cas, quand il aura été complètement expulsé. Je n'es-
pérais pas, bien entendu, obtenir de pareils résultats,
lorsque la désorganisation intestinale serait portée très
loin, et quand d'ailleurs les malades soumis à mes
soins seraient parvenus au suprême degré de leur affection; mais je me flattais que, traités en temps
opportun, j'obtiendrais avec eux des succès qui auraient
d'autant plus de retentissement, qu'on était plus persuadé de la nature inflammatoire de la maladie et des
inconvénients qui étaient attachés à l'usage des
moyens médicamenteux auxquels je devais avoir recours.

Je m'adressai d'abord aux laxatifs et particulièrement à l'eau de Sedlitz; je fus timide dès le début
parce que je craignais d'accroître cette inflammation
intestinale que tout le monde considérait comme la
source de tout l'appareil morbifique. Je débutai par de
petites doses de cette eau, que je continuai tous les
jours, et à ma très grande satisfaction je vis que les
malades allaient d'autant mieux qu'ils avaient été plus
complètement évacués. J'observai de plus que les souffrances de la fosse iliaque se dissipaient presque toujours sous l'influence du même moyen. Dès lors, je
devins plus hardi et j'administrai journellement une
bouteille de mon laxatif; mais comme je ne remédiais
pas toujours à la céphalalgie et aux vertiges aussi rapidement que je le voulais, comme ces phénomènes me
paraissaient particulièrement liés à l'état saburral de
l'estomac, je pensai qu'en ayant recours aux vomitifs
je parviendrais mieux à maîtriser ces accidents. Bien-

tôt, en effet, je remarquai que, dans le plus grand nombre de cas, les symptômes céphaliques, y compris même le délire, s'amélioraient très sensiblement, ou même disparaissaient avec rapidité, surtout quand les vomissements bilieux avaient été abondants. Je vis, en outre, que la rougeur de la pointe de la langue, le malaise épigastrique, les nausées et les vomissements, loin d'augmenter par l'action de cet agent médicamenteux, devenaient de moins en moins manifestes après les vomissements. L'état général s'améliorant aussi après quelques jours de traitement, je me trouvai forcé de conclure de tout cela *que la fièvre typhoïde n'était qu'une fièvre bilieuse grave, dont les conséquences les plus constantes étaient l'inflammation et l'ulcération des plaques de Peyer et des follicules de Brunner; l'engorgement des glandes mésentériques.*

Et comme ce que nous avons appelé les symptômes précurseurs de la fièvre typhoïde n'est autre chose que la fièvre *bilieuse simple*, qui a souvent pour prodrome un embarras saburral de l'estomac, nous fûmes encore conduits à cette autre conclusion : *que la fièvre typhoïde n'est pas une maladie particulière, mais bien une forme de la fièvre bilieuse simple,* forme que les auteurs ont désignée sous la dénomination de *fièvre putride,* quand elle n'est pas accompagnée de phénomènes nerveux; de *putride et maligne,* quand ces symptômes se développent en même temps que ceux qui indiquent la putridité.

La preuve que la *fièvre typhoïde* ne diffère pas, quant à sa nature, de la *fièvre bilieuse simple,* c'est qu'elle est la suite de celle-ci et qu'elle ne réclame pas foncièrement d'autre méthode thérapeutique (1) : or, c'est ce que nous allons tâcher de démontrer dans le chapitre suivant qui sera le dernier.

- (1) C'est là une des belles démonstrations du très judicieux et très savant Stoll ; aussi nous a-t-il dit (*Ratio med. reflex. in historias*, t. II, p. 279 et seq.) : « *Indicationes curativas* non » desumpsimus ex febrium aut vario typo, aut lusu vario symp- » tomatum, sive enim continuam quis diceret, sive remitten- » tem, aut statis horis, aut erroneo modo, seu intermittentem » quâcunque ratione, seu efflorescentiis quibuscunque stipa- » tam, et quidcunque græci nominis schola vetus tribuisset, » *omnibus eamdem fecimus medicinam, ubi eamdem febris causam* » *advertebamus, aut propemodum eamdem.* HINC CAUSÆ MORBIFICÆ, » NON AUTEM VARIIS EJUSDEM CAUSÆ EFFECTIBUS AUT LUSIBUS ET MO- » DIFICATIONIBUS ADVENTITIIS, METHODUS ADAPTABATUR. »

CHAPITRE VI.

Traitement (1).

Il résulte manifestement des considérations dans lesquelles nous sommes entré jusqu'à présent, 1° que la fièvre typhoïde ne se développe jamais d'une manière brusque et instantanée ; 2° qu'elle a pour pro-

---

(1) La fièvre typhoïde, comme nous venons de le voir, étant essentiellement liée à un état saburral primitif des premières voies, il n'y a pas lieu d'être étonné que nous ayons évité de la confondre, ainsi que le font beaucoup de pathologistes, avec l'adynamie et l'ataxie qui sont le produit d'une foule de causes différentes, agissant hors du canal alimentaire, réclamant des traitements plus ou moins spéciaux et tout à fait différents de celui que nous employons contre la pyrexie qui nous occupe.

Nul doute qu'à l'occasion de la pustule maligne, des anthrax, des scarres gangreneuses , du scorbut porté au suprême degré , du pourpre, des grandes hémorrhagies, des suppurations abondantes, du séjour trop prolongé du placenta dans l'utérus, il ne se développe fréquemment des symptômes adynamico-ataxiques qui ne diffèrent point de ceux qui apparaissent dans la fièvre typhoïde; mais je ne pense pas que, d'après cette identité de phénomènes et sans tenir compte du siége et de la nature des causes qui leur donnent naissance, il se trouve un médecin assez imprudent pour admettre dans tous ces cas une méthode curative uniforme. Ce serait là , sans doute, le comble de la déraison , et cependant c'est là où l'on est conduit quand on considère comme similaires des êtres tout à fait disparates.

Traitez donc par les évacuants l'adynamie qui est la suite de la pustule maligne , négligez de cautériser l'affection locale et d'administrer des toniques à l'intérieur , et vous verrez avec quelle promptitude la mort arrivera. Combattez de la même manière, ou , si vous voulez , avec les saignées , les symptômes putrides qui sont la conséquence du scorbut et des hémorrhagies.

drome, une série plus ou moins nombreuse de phénomènes morbides, dont le point de départ est dans les
organes digestifs; 3° que c'est parce qu'on attaque
mal, ou qu'on néglige de combattre la cause de ces phénomènes que la maladie prend la forme typhoïde ;
4° que cette dégénérescence n'indique aucunement un
changement dans la nature de l'affection, mais seulement une activité différente dans la cause première
des accidents et la formation très probable de quelques complications; 5° que les symptômes primitifs
ne tiennent pas à une inflammation gastro-intestinale, mais bien à un état saburral des premières
voies; 6° que cela est démontré par la marche de la
maladie, par la thérapeutique et l'anatomie pathologique; 7° que la lésion des plaques de Peyer et des

et vous pourrez bientôt juger si le résultat final n'est pas le
même. Voyez encore si vous n'aboutirez pas à cette conséquence
désastreuse quand vous ne vous empresserez pas d'extraire ou
de faire expulser un placenta en putréfaction qui infecte toute
l'économie.

Si donc tous ces cas demandent, d'une part, des indications particulières, si, de l'autre, il est certain que la thérapeutique, qui a
de si heureux effets dans la fièvre typhoïde, ne pourrait qu'en
produire de très fâcheux dans la série d'affections que nous venons d'énumérer, il est manifeste que, nonobstant toutes les apparences extérieures que ces cas peuvent offrir, je ne dois pas
les confondre avec la maladie qui fixe ici notre attention et qui
se différencie d'eux par son point de départ, par plusieurs de
ses symptômes, par la nature et le siége de sa cause, par les lésions organiques qu'elle laisse ordinairement après elle. On ne
voit jamais, en effet, les plaques de la fin de l'iléum dans les
adynamies qui ne dépendent pas d'un état saburral du canal
intestinal.

follicules de Brunner n'est pas la source première des symptômes typhoïdes, puisque, d'une part, ces symptômes peuvent se développer indépendamment de cette lésion, qu'en second lieu celle-ci ne se forme que plus ou moins longtemps après les premiers accidents de la maladie; qu'en troisième lieu elle ne s'évanouirait pas si souvent sous l'influence des évacuants et n'offrirait pas une résistance si opiniâtre aux antiphlogistiques, si réellement la phlegmasie iléo-cæcale était primitive et formait avec la gastrite la cause des accidents typhoïques; 8° que cette étiologie est aussi fausse que celle qui attribue les symptômes nerveux de la fièvre qui nous occupe à une inflammation des méninges et du cerveau; 9° que ces accidents nerveux donnent bien une forme différente à la maladie, indiquent bien que l'appareil sensitif souffre, que l'affection a étendu son domaine, mais ne montrent pas que sa cause première ait changé; 10° que celle-ci ne paraît être autre chose qu'une bile acrimonieuse qui altère la muqueuse intestinale dans les lieux non protégés par des mucosités et plus particulièrement là où elle repose le plus long-temps; 11° qu'en passant ensuite dans le torrent circulatoire, avec ou sans les *détritus* des plaies qu'elle occasionne dans l'intestin grêle et dans le cæcum, elle va déterminer les plus grands désordres dans tous les appareils organiques, désordres qui, nécessairement, sont en rapport avec la quantité de matières putrides résorbées. Tel est, à peu près, le résumé des faits que nous avons établis, telle est aussi la théorie que nous avons adoptée, parce que, plus que toute autre, elle nous a paru concorder avec les résultats de la thérapeutique évacuante. Libre à chacun de l'admettre ou de la rejeter ; mais je me flatte qu'il n'en sera pas de même de cette dernière qui, déjà, a reçu la sanction du temps, et qui, parmi les médecins de nos jours, a fait de très nombreuses conquêtes. Répétons, au surplus, que la théorie d'après laquelle je me dirige, et que je fonde sur des données anatomiques desquelles les pathologistes de nos jours n'ont déduit aucune conséquence, est si peu nouvelle, qu'elle remonte, de même que mon traitement, à l'illustre vieillard de Cos (1) ; car, parmi les espèces de typhus qu'il admet, il en est une qu'il fait dépendre de la bile répandue dans toute l'économie et dans laquelle il déterminait le vomissement par l'ellébore, purgeait avec l'extrait de scammonée, tonifiait enfin avec du vin généreux.

On ne s'attend pas, sans doute, que je signale ici tous les médecins qui ont suivi les principes et la pratique d'Hippocrate ; mais outre Gallien, je mettrai de

---

(1) Typhos quidem appellatur hic morbus, hoc est stupor attonitus : corripit autem tempore æstatis, quum canis sidus oritur *bile per corpus commota.* (Tome II, p. 246, *de Internis affectionibus.* Vander Linden.)

Dans le même article, Hippocrate dit : « Si vero sitis fortis » premat propter calorem, potu acervatim dato, *evomere jubeto* » *bis aut ter hoc repetito.* »

Dans le cinquième article, où il traite du typhus, il dit que la peau devient quelquefois noire, et que cela dépend de ce que l'atra-bile passe dans les veines. Or, c'est particulièrement alors qu'il recommande le vomissement et les purgatifs : « Hinc » quum sic habuerit, ventrem nigro veratro purgato, su- » pernum videlicet, infernum vero scammoniæ succo. » (*Ibid.;* p, 253.)

ce nombre Lazare-Rivière (1), Sydenham (2),
Huxham (3), Pringle (4), Frédéric-Hoffmann (5),
Stoll (6), Tissot (7), Finke (8), Baglivi (9), Haller (10),
Lepecq-de-la-Clôture (11), Rœderer et Wagler (12)
et même Pinel (13), qui recommandait les vomitifs, les
laxatifs et les toniques, quoiqu'il eût classé sa fièvre
adynamique parmi les maladies asténiques : or, tous
ces praticiens vantent les bons effets des évacuants et
recommandent, sinon l'exclusion de la saignée, du
moins son usage très circonspect. Sydenham, ce grand
partisan de Botal, à l'égard de la phlébotomie, qu'on
cite à tout propos quand on le croit favorable aux doctrines qu'on professe, et qu'on laisse de côté lorsqu'il
n'est plus l'homme de ces doctrines, Sydenham, dis-je,
est, au milieu de tous ces pathologistes, celui dont la
prudence, à l'égard des émissions sanguines, se fait le
plus remarquer quand il s'agit de fièvres putrides et
malignes (14).

(1) Praxis medica.
(2) Febris continua, ann. 1661, 62, 63, 64, t. I, cap. IV.
(3) De acre et morb. epid. et Traité des fièvres.
(4) Mal des armées.
(5) De duoden. multo. morb. causâ opera, tome VI.
(6) Ratio med., tom. I, II.
(7) Fièvre bilieuse de Lausanne.
(8) Épid. de Mecklembourg, trad. de M. Lugol.
(9) De febrib. malig. et mesentericis, lib. I, § 1, p. 52.
(10) Opera minora, t. III.
(11) Épid. du Gros-Theil et de Louviers (1770).
(12) Traité de la malad. muq., p. 84 et 85.
(13) Méd. clin. et nosograp. philosoph.
(14) On peut juger de sa grande réserve à l'égard de la saignée
dans l'épidémie de 1673, 74, 75, où les symptômes typhoïdes

Mais n'anticipons pas sur ce que nous aurons à dire
un peu plus tard, bornons-nous ici à faire remarquer
que, puisque la fièvre typhoïde, sous quelque forme
qu'elle se présente, dépend de la même cause première
que l'embarras gastrique et la fièvre bilieuse, ses
avant-coureurs, il est évident que le traitement doit
être foncièrement le même, dans les diverses nuances
de la maladie (1). Il n'y a que les complications qui
doivent engager le praticien à y introduire des modifications toujours relatives à la nature et au siége des
affections coïncidentes ; rien ne nous paraît plus irrationnel que le choix de tel ou tel ordre de moyens médicamenteux, selon la forme des accidents qui se
présentent ; rien ne fait mieux supposer une ignorance
complète de la cause morbifère que cette guerre où

se montrèrent avec une grande violence, par le passage suivant :
Atrox capitis dolor, propensioque quam habebat hic morbus
ad dolores lateribus infigendos , tum etiam sanguis pleuritico-
rum similis, me statim edocebant, inflammationem haud medio-
crem huic febri subesse, nec tamen eam posse ferre largio-
rem istam evacuationem, quæ pleuritide convenit : sanguis enim
post primam aut secundam saltem vicem detractus glutinis co-
lorem , quo tegebatur superficies, protinus amisit, *nec repetita
adhuc venæ sectione levabatur æger*, nisi forte morbus in pleuri-
tidem veram transiret, quod non nunquam accidebat post re-
gimen justo calidius. (T. I, p. 139.)

(1) Stoll était tellement pénétré de cette vérité, qu'il parle
avec les plus grands éloges de la méthode de Wagner, praticien
de Lubeck, et disciple de Heister, méthode qu'il semble se complaire à exposer tout au long après avoir donné à son auteur le
titre d'*illustre*. Ce traitement est trop digne d'être connu et se
rattache trop bien au sujet qui nous occupe pour qu'à notre
tour nous ne nous fassions pas un devoir de l'extraire des œuvres

verte faite aux symptômes; guerre presque toujours infructueuse, parce que le hasard la dirige rarement contre le principe du mal, et que souvent les agents thérapeutiques qu'on met en œuvre rendent ce principe plus actif et aggravent les lésions organiques qu'il a déjà fait naître. C'est cependant à cette méthode routinière qu'ont encore recours certains praticiens en réputation; c'est elle tout en déclarant *qu'elle n'est pas fondée sur la connaissance de la cause du mal*, cause qu'ils avouent ne pas connaître, qu'ils affublent du titre de rationnelle. Veut-on se faire une idée de l'incohérence forcée de cette méthode, on n'a qu'à observer certains malades typhoïdes, chez lesquels on

de Stoll : « Wagner donnait *avec le plus grand succès* une mix-
» ture composée de 3 ou 4 onces d'eau de chardon bénit et d'un
» demi-gros de racine d'ipécacuanha triturée avec un sel neutre,
» de laquelle mixture le malade devait prendre une cuillerée
» ordinaire toutes les heures ou chaque demi-heure, jusqu'à
» ce que l'ipécacuanha eût opéré son effet. Il prescrivait ensuite
» des mixtures dissolvantes afin d'exciter d'autres excrétions,
» telles que la transpiration et les urines; mais si, dans l'espace
» d'environ deux heures, le mal était fort urgent, si les vertiges,
» l'affection du gosier, la lipothymie n'avaient point donné de
» relâche, si le pouls et la respiration ne s'étaient point amé-
» liorés, il répétait de nouveau la potion évacuante mentionnée,
» et cela *jusqu'à ce que la rémission des symptômes annonçât*
» *que la maladie prenait une tournure favorable*. Il fut surtout
» attentif à la respiration dont il plaça, avec raison, la difficulté
» au rang des signes pathognomoniques dans les affections
» exanthématiques. »

En terminant l'exposition de ce traitement, Stoll dit : « Hac
» methodo etiam ego aliquoties exoptato cum eventu usus
» sum. » (*Rat. med.*)

trouve, dans la même journée, des symptômes de fièvre angioténique, de fièvre adynamique et de fièvre ataxique : or, s'il est vrai qu'il faille combattre la maladie selon les formes qu'elle présente, il est clair qu'en pareil cas il faut, dans la même journée, employer les antiphlogistiques, les toniques permanents et les médicaments qu'on appelle antispasmodiques. Certes, il n'est pas nécessaire d'avoir une bien grande expérience ni beaucoup de sagacité pour entrevoir qu'une succession aussi rapide et aussi bizarre dans l'emploi de moyens tout à fait différents doit avoir les conséquences les plus fâcheuses. Si l'on veut en avoir une preuve bien convaincante, on n'a qu'à consulter les registres de l'Hôtel-Dieu de Paris, et l'on verra que, dans le service de quelques médecins qui ont adopté ce mode de traitement, la mortalité a été, pendant quelque temps, d'un malade sur trois. Je doute beaucoup qu'elle soit changée dans le moment actuel; car je ne sache pas que, malgré tout ce qui s'est passé depuis plusieurs années dans le mode médical, on ait cessé de suivre les mêmes errements thérapeutiques; on y revient du moins toujours, comme si l'on n'avait rien pu trouver de meilleur. Pour le persuader aux élèves, on fait quelques misérables essais d'une méthode différente; on les fait sans abandonner les vieilles habitudes, et puis on a bien soin d'attribuer aux moyens qui ne sont pas ceux qu'on met ordinairement en usage tous les sinistres qui arrivent. On sait bien que ces moyens, employés isolément par d'autres mains, ont les résultats les plus heureux; mais, comme si l'on devait souffrir de l'entendre proclamer dans le sein de l'Académie royale de médecine,

on prend, pendant six semaines que dure une discussion à ce sujet, le noble parti de ne pas y mettre les
pieds.

Je laisse à tous mes confrères le soin de juger une
pareille conduite et je me hâte de passer à l'examen
particulier des traitements expectant, antiphlogistique, tonique et évacuant.

ARTICLE 1er.

Du traitement expectant.

On appelle expectante une méthode de traitement
qui consiste à livrer la maladie aux soins de la nature
lorsqu'on est convaincu que celle-ci peut seule amener
la guérison.

Cette méthode, témoignage souvent authentique de
l'impuissance de l'art, qui se borne à l'usage de quelques boissons appropriées et à élaguer les causes physiques et morales qui peuvent entretenir et aggraver
l'affection, a été recommandée dans la fièvre typhoïde,
parce qu'après des observations multipliées on a vu
ou cru voir qu'aucun mode de traitement actif n'était
capable d'arrêter la marche de cette maladie et que
tous offraient moins d'avantages que d'inconvénients.

On a fait plus, on a remarqué que certains malades
à qui on ne faisait rien guérissaient aussi bien que
ceux auxquels on faisait subir un traitement actif,
que les cures spontanées s'opéraient au moyen de crises
successives ou instantanées; dès lors, on a été conduit
à penser qu'une méthode qui ne faisait pas de mal et
qui n'empêchait pas le bien de survenir était bien pré-

férable à toutes celles qui, par leur action, avaient fréquemment des résultats contraires.

S'il était vrai qu'il en fût toujours ainsi, nous trouverions, certes, que cette préférence accordée par quelques praticiens à la médecine expectante serait très légitime; mais malheureusement cela est loin d'être constant; car il est d'observation que, pendant qu'on attend les efforts salutaires de la nature médicatrice et qu'on épie ses mouvements, le mal jette assez souvent de profondes racines, les accidents se multiplient et deviennent plus sérieux; les lésions organiques se forment et s'agrandissent, l'embarras des fonctions importantes se développe de plus en plus, de telle sorte qu'il arrive un moment où les malades sont exposés aux plus grands dangers.

On peut donc dire, d'après cela, que si, en expectant, on n'est pas *directement* nuisible, on le devient souvent d'une manière *indirecte*, c'est à dire en ne s'opposant pas aux progrès de l'affection typhoïde.

Au point où les choses sont arrivées aujourd'hui, je crois que la médecine expectante ne doit être admise que lorsqu'il y a incertitude sur le caractère de la maladie; mais je pense aussi qu'une fois qu'on s'est assuré de la nature de l'affection, l'homme de l'art serait impardonnable s'il n'agissait avec les agents thérapeutiques dont l'expérience a démontré la grande utilité.

Si la maladie est légère, elle sera arrêtée dans sa marche et promptement maîtrisée; mais il faut, pour cela, attaquer de front la cause qui lui donne naissance, attendu que si on laisse agir longtemps cette cause qui, pour nous, est tout à fait humorale et résidante dans les organes digestifs, si on lui permet d'acquérir des qualités de plus en plus stimulantes ou délétères, on s'expose à n'avoir bientôt affaire qu'à une affection grave, dont l'issue n'est pas seulement incertaine, mais très communément funeste. Danée, qui savait cela aussi bien que nous, n'en avait pas moins engagé les praticiens à traiter la fièvre typhoïde par la méthode expectante; mais il ne le fit qu'en désespoir de cause, ou parce qu'après avoir rassemblé beaucoup d'observations sur les effets des saignées et des toniques, il avait vu qu'il n'y avait pas grand'chose à espérer des unes ni des autres. En disant : « *Force est donc de céder à la dure loi de la nécessité* (1), » il semble manifestement qu'il ait voulu faire entendre que la méthode temporisante n'est guère plus favorable que l'antiphlogistique et le traitément tonique, mais qu'elle a l'avantage de n'être pas aussi dangereuse par elle-même.

Outre les inconvénients que j'ai déjà reprochés à ce mode curatif, il en est un autre que nous ne devons pas passer sous silence; je veux parler de la durée de la convalescence, durée qui, dans une foule de circonstances, est le double de celle qu'a la maladie. Je l'ai observée dans plusieurs cas, et je tiens de M. Honoré, l'un des médecins les plus sages de la capitale, que c'était là un des grands inconvénients de la médecine d'expectation, méthode qu'il avait suivie pendant longtemps à l'hôpital Necker, et à laquelle il a, pour ainsi dire, renoncé, depuis que MM. les docteurs Bazin et Beau (2),

(1) Archives de médecine.

(2) C'est à ces deux jeunes médecins, bien connus aujourd'hui comme des hommes instruits et d'excellents observateurs,

mes anciens internes , l'ont bien mis au courant de la thérapeutique que je mets en usage dans les fièvres typhoïdes.

La durée de ces fièvres, quel que soit leur peu d'intensité, est, en général, d'une vingtaine de jours, lorsqu'elles sont livrées aux seules forces de la nature. Or, comme celle de la convalescence est au moins égale, il s'ensuit que des malades qui, traités convenablement, auraient pu sortir de l'hôpital au bout de deux ou trois semaines, sont obligés d'y rester infiniment plus longtemps et de consommer ainsi les revenus de l'administration, revenus qui auraient pu servir au traitement de quelques autres malheureux.

Si Dance, que je me plais à citer encore, avait pu recueillir des faits multipliés sur le traitement évacuant; si, moins excité par la prévention, il avait su profiter du peu d'observations qu'il avait été à même de faire sur les résultats heureux de ce mode curatif, il n'aurait sans doute pas pris la détermination de conseiller à ses confrères de se borner à la médecine d'ex-

que je dois en grande partie la propagation de ma méthode de traitement dans les fièvres graves ; ils l'ont soutenue envers et contre tous, parce que chacun d'eux a été témoin, pendant trois années consécutives, des résultats heureux qu'elle avait. Quiconque connaît ces deux estimables et laborieux confrères sait parfaitement qu'ils sont incapables de se constituer les défenseurs bénévoles d'une erreur préjudiciable à l'espèce humaine. On doit, **au** contraire, ajouter d'autant plus de confiance à leur jugement qu'il n'a été porté qu'après de longues études et après un doute philosophique que j'étais loin de blâmer. J'ai voulu les convaincre par les faits, et j'y suis parvenu. Il en sera de même de tous ceux qui daigneront prendre la peine de suivre mon service à l'hôpital Necker.

pectation ; il l'aurait fait encore moins , s'il s'était
donné la peine de rapprocher les faits qui lui étaient
propres de ceux qui étaient signalés par une foule de
médecins des xviie et xviiie siècles.

Ce qu'il y a de très curieux dans un des mémoires
de ce jeune médecin, c'est qu'il s'élève contre les évacuants *en même temps qu'il prouve leur utilité*. D'ailleurs, Dance ne se douta pas un instant que les malades soumis à la médecine expectante guérissent
parce qu'ils ont des évacuations ; s'il avait eu cette
pensée, s'il avait observé que ce sont les malades qui
vont le moins souvent à la selle qui sont le plus gra-
vement affectés ; si , en ouvrant des cadavres, il avait
porté une attention plus sérieuse aux liquides répandus dans le tube alimentaire, à leur accumulation dans
la portion la plus inférieure de l'intestin grêle, là où
se forment particulièrement les lésions organiques, il
aurait peut-être été conduit à préconiser les mêmes
moyens thérapeutiques que moi, et à ne pas être sur-
pris en voyant guérir des malades auxquels on avait
administré des évacuants. Tous ces faits ayant échappé
à son attention, il n'est pas étonnant, d'après ce qu'il
avait vu d'ailleurs, qu'il ait vanté la médecine expectante, sans pouvoir dire, toutefois, qu'il l'avait largement expérimentée.

ARTICLE 2.

Des vomitifs.

Si , à l'exemple de l'école physiologique, nous considérions les phénomènes gastriques qui se montrent,
soit dans les préludes, soit dans le début et durant le

cours de la fièvre typhoïde, comme les signes d'une
inflammation stomacale, nous nous garderions soigneusement de recommander les vomitifs; mais ces
phénomènes, n'étant pour nous que des indices d'un
état saburral des premières voies, et l'expérience nous
en fournissant tous les jours la preuve, nous sommes
d'autant plus loin de craindre l'emploi de ces agents
médicamenteux que, plus de cinq cents fois, nous en
avons obtenu les plus grands avantages, tant dans les
embarras gastriques, avec ou sans fièvre, que dans la
fièvre typhoïde proprement dite. Ainsi que nous
l'avons dit précédemment, jamais nous n'avons observé qu'après leur administration une gastrite se soit
développée, tandis que bien des fois nous avons remarqué le contraire, quand on a négligé de les employer
en temps convenable.

Loin de devoir être considérés comme des moyens
propres à faire naître la fièvre typhoïde, il faut, au
contraire, les regarder comme les agents les plus salutaires pour empêcher son apparition et modérer son
intensité. Il n'y a que ceux qui ne veulent pas les mettre en usage, ou qui redoutent de les y voir mettre par
d'autres, qui se complaisent à déclamer contre eux et
à leur attribuer des effets tout à fait désastreux. Ces
résultats fâcheux, dont on ne cesse de parler, ne s'ob-
servent que sur les animaux auxquels on a distribué
de fortes doses d'émétique, et dont on serre ensuite
l'œsophage pour les empêcher d'avoir des vomissements (1); mais ils sont imaginaires chez l'homme qui

____

(1) Voyez les expériences de M. Bouillaud, dans son Traité
des fièvres.

offre un état saburral bien prononcé, et qui vomit tout à son aise.

Plus, chez un tel sujet, les vomissements sont abondants et bilieux, mieux il se trouve soulagé. On voit souvent alors , comme l'observe très bien Hildenbrand, « *la diminution de la stupeur, une plus grande* » *sérénité d'esprit, la disparition des vertiges, de là* » *céphalalgie, du délire, un sommeil plus tranquille,* » *une transpiration douce, une légère rémission de* » *la chaleur fébrile, de la soif et des angoisses, la* » *physionomie offre un aspect plus consolant* (1). » Donné dès le commencement, et d'après une indication bien précise, le vomitif a encore l'avantage d'abréger sensiblement le cours de la fièvre typhoïde, de lui imprimer, en général, un caractè e bénin, et de prévenir une foule d'anomalies qui se développent avec une intensité relative à la multiplicité et à la gravité des symptômes précurseurs. Jamais les malades ne se trouvent plus soulagés que lorsque le vomitif provoque en même temps, ou successivement, des évacuations supérieures et inférieures, parce qu'alors il débarrasse plus complètement l'économie de la cause matérielle de la maladie. Nous avons vu plusieurs sujets qui avaient pris le tartre stibié à la dose d'un, deux ou trois grains, et qui, après avoir eu des évacuations très abondantes par haut et par bas, se trouvèrent tellement soulagés que, le jour même ou le lendemain, ils passèrent, d'un accablement profond et d'une prostration extrême, à la faculté de se mettre avec facilité sur leur séant, de se coucher sur l'un et l'autre

(1) Des typhus contagieux, p. 191, trad. par M. Gasc.

côté, et de faire quelques pas sans être soutenus, pour aller satisfaire à leurs besoins. Nous en avons vu un bon nombre qui avaient la pointe de la langue très rouge avant le vomissement, et qui, un ou deux jours après, n'offraient plus ce phénomène.

Enfin nous avons remarqué maintes fois que les sujets qui avaient la bouche très sèche, et, pour ainsi dire, aride, l'avaient bientôt humide quand des vomissements copieux avaient pu être déterminés (1).

Ce n'est donc pas sans beaucoup de raison que Sydenham, Huxham, Pringle, Stoll, Tissot, Frédéric Hoffmann, Finke, Hildenbrand, Quarrin, Pinel et tant d'autres observateurs distingués, ont vanté les bons effets des vomitifs dans les fièvres putrides, et qu'ils nous ont recommandé de les administrer, autant que possible, durant les préliminaires ou au début de ces maladies. Il leur suffisait de voir réunis un petit nombre des phénomènes précurseurs que nous avons décrits, pour se décider à provoquer le vomissement,

______

(1) Tous ces faits prouvent manifestement que la membrane muqueuse stomacale est beaucoup moins susceptible de s'enflammer que ne l'ont prétendu l'auteur de l'histoire des phlegmasies chroniques et ses partisans. Ils font voir d'ailleurs qu'il n'y a qu'un médecin inexpérimenté et prévenu qui ait pu prétendre que les vomitifs ont fait plus de mal que tous les sabres et les boulets de canon des armées de l'Europe. Que les praticiens essaient cette médication, et ils se convaincront rapidement que cette assertion n'est pas seulement hyperbolique, mais qu'elle est tout à fait mensongère. Pour juger dans ce cas de la grande résistance de la muqueuse gastrique ou gastro-intestinale, je ne leur demande que d'éviter de confondre, à l'exemple de quelques adeptes de l'école physiologique, la gastrite proprement dite avec l'état saburral des premières voies.

duquel ils retiraient toujours les meilleurs résultats. L'expérience leur ayant appris d'ailleurs que, lorsque par l'action du vomitif il survenait des déjections liquides plus ou moins abondantes, ces résultats étaient plus prompts et plus certains, ils prirent souvent le parti d'associer les laxatifs au vomitif, attendu qu'en procédant de la sorte ils étaient plus sûrs d'améliorer la position des malades. Tantôt ils combinaient le vomitif avec le tamarin et la pulpe de casse, tantôt avec l'un des sels purgatifs que tout le monde connaît et qu'il est inutile d'énumérer ici.

Plusieurs de ces auteurs ont préféré l'ipécacuanha au tartre stibié, parce qu'en général son action est moins violente et suivie de moins de fatigue; mais, comme il est infiniment plus désagréable à prendre, qu'à cause de cette circonstance il est très souvent rejeté avant d'avoir produit l'effet qu'on doit en attendre; comme, d'ailleurs, il est moins sudorifique et moins susceptible de produire des évacuations stercorales, Stoll accordait la préférence au tartre stibié.

Quant à nous, il nous arrive assez fréquemment d'administrer tantôt l'une, tantôt l'autre de ces substances, et si les malades ont trop de répugnance pour l'ipécacuanha en substance, si notre intention est cependant d'éviter les trop grandes secousses, nous avons alors recours, d'après le conseil du professeur Magendie, à l'*émétine impure* qui, à la dose de 3 ou 4 grains divisés dans autant de tasses d'eau tiède sucrée, produit presque toujours des vomissements copieux et offre, d'autre part, l'avantage de n'être pas dégoûtante et de pouvoir être donnée sous toutes les formes. Quand l'effet d'un premier vomitif a été nul ou peu remarquable, il est nécessaire d'y revenir de nouveau et d'en augmenter la dose, surtout si les symptômes saburraux réclament plus ou moins impérieusement l'emploi d'un pareil moyen. Hippocrate l'administrait quelquefois à plusieurs reprises, et Stoll l'a donné jusqu'à trois fois et avec avantage (1). Nous avons été rarement dans l'obligation de le réitérer, et si cela nous est arrivé dans trois ou quatre circonstances, c'est parce que nous n'avions pas obtenu d'abord les résultats que nous désirions. Nous ne terminerons pas ce chapitre sans faire remarquer que, pour peu que les symptômes gastriques soient prononcés, nous avons toujours recours au vomitif dès notre première visite auprès de nos typhoïdes. Ce n'est que lorsque ces symptômes sont peu marqués et en petit nombre que nous commençons notre traitement par l'usage de quelques doses d'eau de Sedlitz ou de tout autre laxatif. Stoll et Tissot ont fait remarquer avec raison que, dans les cas de saburre stomacale, les évacuants inférieurs n'étaient pas toujours suffisants pour arrêter la marche de la maladie, et

(1) In emeto catharsi pluries repetenda eam legem sequebamur, ut omni alterno tértiove die secessum et emesin moliremur, donec febris aut emanserit penitùs, aut maximam partem deferbuerit, dummodo vires id genus remediorum admitterent, quibus vigentibus emeticum reiteravimus non ob nota solum onerati ventriculi symptomata et febrim eodem decurrentem tenore, aut denuo insurgentem, sed etiam *ob linguam siccam, adustam, nigrescentem, retorridam ligneam, aut ob cephalalgiam magnam et capitis calorem gravem*; *eumque sensum ac si, ut ægrotantium phrasi utar,* CAPUT DISSILIRET. Mirum certe et subitancum febrilis æstûs solamen ab emeto-catharsi sæpissime vidimus. (*Ratio med.,* pars secunda, p. 278, cap. XI.)

qu'alors il était absolument indispensable de faire précéder leur administration d'un ou deux vomitifs, qui ont pour effet ordinaire la diminution ou la cessation des symptômes céphalitiques et des lassitudes générales.

ARTICLE 3.

Des laxatifs.

Nous avons dit, au commencement du chapitre précédent, que si nous considérions les symptômes gastriques qui se développent dans les préludes de l'affection typhoïde, ou lors du début de cette maladie, comme des caractères d'une inflammation stomacale ; nous éviterions avec le plus grand soin de commencer notre traitement par l'administration d'un ou plusieurs vomitifs, attendu que de tels agents thérapeutiques ne pourraient avoir alors que des conséquences fâcheuses ou funestes ; mais, comme, au contraire, nous nous sommes cru autorisé à déduire de la marche de la maladie et de quelques autres circonstances que la phlegmasie de la muqueuse gastrique n'existait presque jamais au début de la fièvre typhoïde, que, dans les cas où elle se formait, ce n'était que plus ou moins longtemps après l'apparition des symptômes saburraux, nous n'hésitons à faire usage de ces médicaments que lorsque l'affection typhoïde est portée au point de n'offrir presque plus de chances de guérison. Nous avons vu que, hors ces cas extrêmes, on obtenait des vomitifs les meilleurs résultats, et qu'ils avaient surtout une influence très salutaire sur les phénomènes cérébraux.

Les remarques que nous avons faites à l'égard de l'inflammation gastrique sont en grande partie applicables à celle qui plus communément se forme à la fin de l'intestin et dans le cæcum. Toutes les deux ont cela de commun qu'elles sont consécutives à l'état saburral, et que, par conséquent, elles sont symptomatiques : or, c'est cette particularité qui explique pourquoi les purgatifs doux sont, non seulement donnés impunément, mais encore avec des avantages très remarquables. Croit-on que si l'altération des glandes de *Peyer* et de *Brunner* n'était qu'une inflammation essentielle, dont tous les troubles généraux dépendraient, croit-on, dis-je, qu'on pourrait espérer de ne perdre que deux malades sur une trentaine qui ont l'affection typhoïde bien caractérisée ? C'est pourtant ce qui nous est arrivé dans une circonstance à l'hôpital Necker, c'est encore ce qui a paru extraordinaire aux grands partisans de la doctrine physiologique, et qui leur a fait dire et répéter jusqu'à satiété que je n'obtenais de tels succès que parce que je prenais de simples embarras gastriques pour des fièvres typhoïdes. Je ne chercherai pas à relever ici une objection de cette nature qui ne peut que paraître absurde à tous ceux qui me voient pratiquer; je me contenterai de faire remarquer qu'en pleine Académie, elle a été formellement démentie par M. le professeur Andral, et que les faits dont j'ai fait l'envoi à cette société savante l'ont détruite complètement. D'ailleurs, je vais en rapporter quelques autres à la fin de ce mémoire, afin que les honorables confrères, au jugement desquels il est soumis, soient à même, après avoir pris connaissance de ces faits, de voir si ma sagacité s'étend jusqu'au

point de savoir distinguer l'embarras gastrique de la
fièvre typhoïde.

Quoi qu'il en soit, disons ici que, loin d'être arrêté
dans l'administration des laxatifs, par la diarrhée, les
douleurs abdominales et le météorisme, ce sont là, au
contraire, les raisons qui m'engagent à ne pas différer
l'emploi de ces médicaments; car, dans mon opinion,
plus on laissera séjourner sur la muqueuse intestinale
la cause matérielle de la maladie, plus il est à craindre que l'altération de cette membrane ne devienne
profonde, et ne concoure à la perte plus ou moins rapide des malades. En se hâtant de débarrasser l'intestin des liquides impurs et stimulants qu'il contient,
on évite en général ces graves résultats, et presque
toujours les malades guérissent; mais si l'on attend
que les désorganisations de l'intestin soient grandes et
très multipliées, que l'infection de l'économie soit très
profonde, les chances de succès diminueront en proportion du temps qu'on met à remplir l'indication
dont il s'agit. On m'objectera peut-être que, lorsqu'il y
a diarrhée spontanée, on n'a pas besoin d'administrer
les purgatifs, puisque la nature procure elle-même les
évacuations que je considère comme nécessaires; mais
je ferai observer à mon tour que la nature rejette bien
moins, en général, la cause matérielle de la maladie
que les liquides qui sont sécrétés par les surfaces enflammées; d'ailleurs, quand elle se charge de ce soin,
elle le fait avec beaucoup trop de lenteur, de telle sorte
que les lésions organiques ont le temps de se former,
de grandir et de se multiplier, tandis qu'il n'en est
pas de même quand l'art expulse la cause morbifique
avec une promptitude et une continuité convenables.

Ce qui arrête ordinairement le médecin dans l'emploi des purgatifs, c'est la crainte d'accroître la sensibilité des surfaces phlogosées, et, par conséquent, d'augmenter l'inflammation; mais ce qui prouve que cette crainte est presque toujours chimérique, c'est qu'il est rare que les souffrances de la fosse iliaque droite se soutiennent après deux, trois ou quatre purgations. Quelquefois elles sont emportées par le premier laxatif; mais c'est lorsque tout annonce que l'inflammation n'a pas jeté de très profondes racines. Quel que soit, au surplus, le temps où les souffrances disparaissent sous l'influence des purgatifs, leur cessation prouve que les médicaments ne font pas naître la maladie; que l'inflammation intestinale n'est pas essentielle; que c'est en expulsant une cause amovible, et non en déterminant une révulsion, que les évacuants ont des résultats favorables. Si leur manière d'agir était purement révulsive, il faudrait qu'au lieu de diminuer la douleur intestinale ils l'augmentassent sensiblement; car tout révulsif agit en exaltant plus ou moins la sensibilité de la surface où il est appliqué : or, c'est précisément tout le contraire de ce qui a lieu dans l'intestin des typhoïdes, lorsqu'on leur a administré un ou plusieurs purgatifs, et que des évacuations nombreuses ont été déterminées. Dira-t-on que les purgatifs ne sont, dans ces cas, que des modificateurs de la sensibilité, qu'ils amènent la guérison de la même manière que le nitrate d'argent produit celle d'une ophthalmie ou d'un vieux ulcère? Mais, si cela était, il faudrait, encore une fois, que l'agent médicamenteux commençât par augmenter la souffrance intestinale, comme le nitrate d'argent fait développer, ou rend plus intense celle du bord des paupières, ou de l'ulcère blafard ; or , l'observation prouve qu'il n'en est pas ainsi : elle fait voir qu'ici l'homme de l'art ne fait que changer la vitalité des parties enflammées vicieusement, afin de leur donner une disposition favorable à la guérison, tandis que là il détruit directement et avec une grande promptitude le foyer phlegmasique, non pas en changeant la vitalité de ce foyer , mais bien en faisant cesser son contact avec l'agent matériel qui lui a donné naissance et qui incessamment l'agrandit. Est-ce à dire pour cela que le purgatif n'exerce pas une action révulsive sur le canal digestif? Il n'y a pas le plus petit doute que cette action a lieu, mais ce n'est pas très certainement par elle que les modifications avantageuses des surfaces enflammées s'opèrent, et je pense que les considérations dans lesquelles je viens d'entrer le prouvent suffisamment.

En général, ces modifications salutaires sont d'autant plus évidentes que les déjections ont été plus abondantes, qu'on s'est plus empressé de les déterminer et qu'on met moins d'interruption dans l'administration des laxatifs. Si les déjections s'arrêtent après avoir été provoquées abondamment, il est rare que, dans le commencement de la maladie, les accidents typhoïdes qui avaient diminué, ne se reproduisent et ne s'aggravent en proportion de la négligence qu'on met à rendre de nouveau le ventre libre; mais si l'on se hâte de remplir cette indication, les accidents de la récidive ne sont pas, en général, de longue durée. Quand les sujets éprouvent des coliques et des superpurgations, il est bon cependant de suspendre pendant vingt-quatre heures l'administration des laxatifs, parce qu'en insistant sur leur emploi on pourrait ajouter à l'inflammation dothinentérique une phlegmasie érythémateuse.

Les gargouillements des liquides qu'on sent en pressant l'abdomen est le signe qui indique le mieux la nécessité d'administrer les laxatifs, et il est rare que les symptômes généraux soient vaincus tant que ce phénomène se maintient. On peut, au fur et à mesure que l'état général s'améliore, interrompre de temps à autre les évacuants inférieurs; mais il ne faut, en général, cesser de les mettre en usage que lorsque la maladie est complètement vaincue (1).

On ne saurait déterminer autrement l'époque où il faut passer à une autre médication.

Quoiqu'il y ait des médecins qui ont administré avec avantage les drastiques, je ne les emploie jamais dans la crainte de produire une surexcitation (2); mais je pense que, dans le cas d'une constipation opiniâtre, on peut y avoir recours utilement : dans toute autre circonstance, je ne les crois pas nécessaires, les laxatifs suffisent.

Parmi ceux-ci, j'ai adopté l'eau de Sedlitz, l'huile de ricin, le calomel; mais ces moyens peuvent être remplacés par d'autres, dont l'action n'est pas plus stimulante. Je varie ces médicaments à cause des répugnances que les malades éprouvent pour l'un ou pour

(1) In morbis omnia pœne timenda sunt et non oportet nos securos esse de morbis, præsertim si pars aliqua primaria laborat, donec nostros ægros convaluisse viderimus.

(Gulielmi Ballonii opera, tome I; *Epid. ephem.*, page 151. Genevæ, 1762.)

(2) Il y a longtemps qu'Huxham en avait blâmé l'usage. (*De áére et morb. epid.*)

l'autre; mais tant que ceux-ci ne repoussent pas l'eau de Sedlitz, c'est à elle que je m'adresse de préférence. Je la fais préparer à la dose de 12 gros de sel par bouteille d'eau gazeuse, et j'en donne un, deux ou trois verres, selon la nécessité.

Quant à l'huile de ricin, je l'administre à la dose d'une ou 2 onces dans de l'eau de pourpier et avec du sirop tartareux. Je la mets particulièrement en usage quand l'eau de Sedlitz répugne, ou lorsque, glissant, pour ainsi dire, à travers le canal intestinal, elle ne produit que des déjections aqueuses. Je me sers du calomel à peu près dans les mêmes circonstances, et j'en fais prendre depuis 8 grains jusqu'à 24. C'est un excellent laxatif; mais il a l'inconvénient de produire l'irritation de la bouche, le gonflement inflammatoire des parotides et la salivation. Ces fâcheux accidents sont moins marqués quand on le donne à haute dose, parce que sans doute, en séjournant peu dans le tube alimentaire, il est moins souvent résorbé que lorsqu'il est employé dans des proportions très fractionnées.

Aux laxatifs dont je viens de faire l'énumération, je joins l'usage de cataplasmes émollients sur les parois abdominales, dans les cas où l'intestin me paraît très douloureux; les boissons acidules, dont je proportionne la quantité à la soif des malades, les lavements émollients matin et soir. Je répète ici que, quelle que soit la forme de la maladie, je ne sors pas de ce traitement tant que les phénomènes typhoïdes persistent (1).

____

(1) « Il ne faut pas imiter, » nous a dit Tissot, « ceux qui, ne
» s'occupant jamais de la cause, n'apercevant que les symp-
» tômes et marchant par conséquent d'erreur en erreur, écri-

On les voit ordinairement disparaître d'une manière graduée, au fur et à mesure que le tube digestif se débarrasse des impuretés qu'il contient.

Ce qui annonce un rétablissement prochain, c'est le retour de la gaîté et de l'appétit, la diminution de la congestion faciale, du délire, de la pulvérulence des narines, de la fuliginosité et de la sécheresse de la langue, du météorisme, du gargouillement intestinal, des souffrances iléo-cæcales, de la faiblesse musculaire; de la chaleur de la peau et de la fréquence du pouls. Ce mieux est ainsi annoncé par le retour de la moiteur cutanée, ou par l'apparition des sueurs plus ou moins copieuses, par la décoloration et la cessation des taches lenticulaires, par l'apparition de nombreux sudamina vers le septième ou neuvième jour.

Le rétablissement ne nous paraît jamais complet, tant que le pouls reste fréquent et la chaleur cutanée au dessus du type physiologique; mais une fois que le calme existe, sous ces deux rapports, on peut, en général, annoncer que le malade est guéri et qu'on n'a plus qu'à restaurer ses forces souvent très épuisées.

En ne comptant la durée de la maladie que de la première application du traitement évacuant, la moyenne est de dix jours à peu près, ainsi que cela résulte du tableau statistique que j'ai adressé à l'Académie royale de médecine, tableau qui portait sur un nombre de cent malades et auquel étaient annexées les observations particulières.

» vent à chaque visite un grand nombre de prescriptions, sou-
» vent en contradiction entre elles, ou avec celles des jours
» précédents. » (*Fièvre bilieuse de Lausanne*, p. 153.)

Quant à la mortalité, il dérive encore du même tableau qu'elle est d'un sur dix, en y comprenant tous les malades arrivés mourants dans l'hôpital et ceux qui m'étaient livrés *in extremis* au moment de la permutation de mon service, permutation qui s'opère tous les six mois. Cette mortalité a toujours porté sur les malades qui avaient été saignés en ville, sur les nostalgiques, ceux qui étaient affectés d'un profond chagrin ou qui avaient des complications graves, telles que des pneumonies, des perforations stomacales ou intestinales, des péritonites, des hémorrhagies intestinales ou utérines.

Ce qu'il y a de très remarquable chez les malades qui sont soumis au traitement évacuant pur, c'est que presque jamais ils n'offrent d'escarres gangréneuses, soit dans les surfaces qui supportent la pression du lit, soit dans les lieux où les vésicatoires sont appliqués : or, c'est précisément tout le contraire de ce qui arrive à ceux qui sont traités par la saignée, les toniques ou la méthode expectante. En cherchant à se rendre raison de cette différence, je crois qu'on peut dire qu'elle tient en grande partie à ce que, par ces trois derniers modes de traitement, on n'attaque pas la véritable cause du mal, on favorise souvent son transport dans le système circulatoire, et on lui permet ainsi d'aller altérer la résistance vitale des tissus organiques.

D'autre part, on peut faire observer que, si les malades traités par les saignées, les toniques et l'expectation se sauvent, leur rétablissement est lent, leur convalescence est en général laborieuse, et par conséquent leur séjour dans le lit excessivement prolongé.

Or, tout le monde sait que c'est à cette dernière circonstance que sont dues presque toujours les escarres gangréneuses du sacrum et des trochanters, circonstance qui n'existe guère chez les sujets soumis au traitement évacuant, puisque leur convalescence est courte et leur rétablissement complet très prompt.

ARTICLE 4.

Des toniques.

Si nous avons reproché à la médecine expectante, que divers médecins mettent en usage dans la fièvre typhoïde, de n'avoir pas pour base la connaissance de la cause morbifère, d'agir en aveugle, d'être très incertaine dans ses résultats, de permettre souvent que la maladie acquière tout le développement dont elle est susceptible, de ne pas empêcher qu'elle soit si généralement funeste, de ne pas obvier à la longueur des convalescences quand les patients ont le bonheur de se rétablir, d'être impuissante pour s'opposer à quelques complications, je pense que c'est avec non moins de raison qu'on peut jeter le blâme sur le traitement stimulant mis en usage de prime-abord.

Ce n'est évidemment qu'en prenant les effets pour la cause de la maladie, en ignorant la nature et le siége de ce principe morbifère, en ne s'étant pas fait une idée des ravages qu'il produit dans toute l'économie, qu'on a pu être conduit à employer dès le début, et pendant tout le cours de la fièvre qui nous occupe, les toniques permanents et diffusibles.

Que fait-on, je le demande, en mettant en usage

avec tant d'empressement et de constance cette thérapeutique incendiaire? On livre manifestement un combat à la *faiblesse indirecte* qui dérive, ainsi que nous
croyons l'avoir démontré, de la présence d'une cause
délétère dans le canal intestonal, et très vraissemblable-
ment de son transport dans le système circulatoire. Les
toniques expulsent-ils et sont-ils employés dans le but
de chasser hors de l'économie cet agent morbifère?
non certes; ils augmentent au contraire son acri-
monie, le rendent plus propre à donner naissance aux
inflammations intestinales, aggravent celles-ci et rendent plus intenses les troubles de l'organisme (1). Y
a-t-il des circonstances où ces résultats fâcheux s'ob-
servent d'une manière plus particulière? oui sans
doute, et c'est lorsque les défections alvines sont inter-
rompues sous l'influence de cette thérapeutique, pendant un temps plus ou moins long. Pourquoi cela?
parce qu'alors la cause du mal, prolongeant son action
destructive sur le canal intestinal, pénètre de plus en
plus dans le torrent circulatoire et produit ainsi, tôt
ou tard, l'augmentation ou un développement nouveau
des accidents.

Mais n'est-il pas dès lors bien évident que loin de
parvenir au but qu'il veut atteindre, c'est à dire à la
restauration des forces, le médecin ne fait que s'en
éloigner de plus en plus et que rendre la débilité organique plus considérable?

Qu'on examine et qu'on pèse bien les documents
historiques dont la science est aujourd'hui en possession,

(1) Quia morbi rationem malam, mala consequi methodus
debebat. (Stoll, t. II, p. 274.)

et l'on se convaincra sans peine que, sur vingt malades, il y en a dix-neuf chez lesquels les toniques *administrés d'emblée* produisent, multiplient ou rendent plus profonds les symptômes adynamiques ou adynamico-ataxiques : or, si cela est prouvé d'une manière irrécusable, il est bien évident que tout médecin, ami de l'humanité et jaloux d'être utile à ses semblables, repoussera ou abandonnera une méthode thérapeutique aussi dangereuse, méthode contre laquelle le grand Sydenham (1), qui se connaissait en médecine pratique, s'était élevé avec tant de force, qu'il y a lieu d'être étonné qu'après les utiles leçons qu'il nous a laissées, il se soit trouvé des praticiens assez imprudents pour oser la mettre en usage dès le début et pendant tout le cours de la maladie (2).

(1) « In utrisque verò (*id est pueris adultisque*), si ingere-
» rentur calidiora remedia et sollicitarentur sudores, malum in
» caput facilê transferebatur, et dictis symptomatis ansam præ-
» bebat. » (Thom. Sydenh. Febris continua, an. 1673, 74, 75,
t. I, p. 137. Genevæ, 1723.)

(2) Dans l'épidémie de Lausanne, les échauffants, les spiri-
tueux, et surtout le vin, aggravaient tous les accidents. « Mais, »
dit Tissot, « c'est ce qu'on ne peut faire concevoir au vulgaire
» qui, dès qu'il aperçoit de la faiblesse, a sur-le-champ recours
» aux consommés, aux excitants et aux aromatiques, *pratique*
» *funeste et qu'on ne saurait trop condamner.* » (Op. cit., p. 329
et 330.)

Si l'on veut avoir la preuve de ce que dit cet illustre médecin,
il n'y a qu'à supputer les guérisons qui sont rapportées dans le
traité de la fièvre entéro-mésentérique, où la méthode stimulante est fortement recommandée.

Cette vérification est des plus instructives, surtout quand on
a de la propension à recourir à ce mode de traitement dès le

On m'objectera peut-être qu'avec le quinquina, le camphre, l'acétate d'ammoniaque, les alcools, l'éther, les vins de toutes les qualités, ils ont obtenu quelques succès non équivoques ; je conviendrai que cela est vrai ; mais je ferai observer à mon tour que ces heureux résultats sont très loin de racheter les nombreuses victimes qui ont été faites par les mêmes agents médicamenteux. Je dirai, en outre, que si on y regarde de bien près, on observera que ce n'est pas en tonifiant les malades qu'on a réussi, mais bien parce que les médicaments, en sollicitant avec plus ou moins de violence les déjections alvines, ont fait l'office de purgatifs.

Les toniques produisent-ils au contraire la constipation, *le ventre se météorise et devient douloureux, la face s'injecte, le délire et l'assoupissement surviennent ou augmentent, la langue, les dents et les lèvres se dessèchent de plus en plus, la fuliginosité s'accroît ou se manifeste, la soif devient ardente, la respiration s'embarrasse, la peau contracte une sécheresse et une ardeur insolites, le pouls prend de la fréquence et de la petitesse, les sécrétions salivaires et urinaires se suspendent ou deviennent difficiles, etc.*

début de la maladie, car les succès sont si rares et si diamétralement opposés à ceux qu'on obtient par les évacuants, que, sans un aveuglement profond, on ne peut guère conserver une idée favorable des toniques et des stimulants diffusibles.

Qu'on les donne, selon le conseil de Baglivi (Praxeos medicæ lib. I, p. 53), après avoir nettoyé les premières voies, à la bonne heure ; mais qu'on le fasse sans avoir pris cette précaution, c'est ce que l'humanité et l'état actuel de la science ne tolèrent pas.

Mais veut-on remédier à ces symptômes formidables, on n'a en général qu'à cesser la médication tonique, qu'à rétablir promptement les garde-robes, qu'à les entretenir pendant plusieurs jours sans recourir à des purgatifs très irritants, comme les drastiques. On atteindra ce but avec d'autant plus de facilité que le traitement tonique aura été moins prolongé et que la suspension des déjections aura été d'une plus courte durée.

Cependant, si les toniques ne faisaient naître les symptômes fâcheux dont il vient d'être question qu'en provoquant, ainsi que le disent plusieurs pathologistes modernes, une inflammation, ou en exacerbant celle qui existe déjà, il n'y a pas le moindre doute que les évacuants ne pourraient qu'être nuisibles, car leur action étant stimulante, ils ajouteraient nécessairement à l'irritation du canal digestif; mais comme il n'en est pas ainsi, comme il est très certain que les résultats de ces médicaments toniques ne sont si malheureux que parce qu'ils empêchent les déjections d'avoir lieu, on ne doit pas être étonné dès lors qu'on administre avec tant d'avantage les moyens propres à rétablir les selles.

Ce qu'il y a de très remarquable, c'est que les individus traités par les évacuants d'abord, et chez lesquels les toniques employés trop tôt suspendent les évacuations, en même temps qu'ils font reparaître quelques symptômes adynamiques, supportent ces mêmes toniques dès qu'ils ont été évacués de nouveau à une ou plusieurs reprises.

Ce n'est donc, comme nous venons de le laisser entre-

voir, et comme nous l'avons dit ailleurs (1), que lorsque la cause matérielle de la maladie a été complète-
tement éliminée et que tout annonce la terminaison de
cette dernière, qu'on peut employer les toniques avec
quelque sécurité et sans crainte de voir se reproduire
les caractères de la fièvre typhoïde ou des complications
qui, par elles-mêmes, peuvent entraîner la perte des
malades (2).

*Qu'on attende que la langue soit bien humide,
qu'elle ait repris son aspect naturel, que la soif ait
disparu, que le ventre soit bien souple et tout à fait
indolent, que la chaleur morbide se soit dissipée, que
le pouls soit tombé, même au dessous du type physiologique, et alors on n'aura point à redouter que le
quinquina et autres agents thérapeutiques très excitants produisent des effets dangereux ou funestes;
mais qu'on se persuade bien que ces derniers résultats sont presque infaillibles, si, de prime-abord, on
a recouru à l'esprit de Mindererus, au camphre, aux
alcools et aux vins les plus généreux.*

Comme la faiblesse que laisse après elle la fièvre
typhoïde est souvent très profonde, comme les fonctions sont languissantes, les toniques, administrés à la
fin, sont d'une très grande utilité, non seulement
parce qu'ils restituent le ton aux organes digestifs, favorisent l'élaboration des aliments, augmentent l'éner-

(1) Dans l'un des mémoires relatifs à la fièvre typhoïde, que
nous avons adressés à l'Académie royale de médecine.

(2) *Quod uno tempore prosit, in eodem tamen morbo alio
tempore datum absit.* (Van-Swieten, Com. in herm. Boerh.,
§ 849, t. II, p. 707.)

gie de la nutrition, celle du cœur, des autres muscles et du système nerveux ; mais encore parce qu'ils concourent puissamment à rétablir la fonction perspiratoire (1) de la peau et hâtent les progrès de la convalescence.

Quoique les toniques dont on peut se servir soient excessivement nombreux, je n'ai ordinairement recours qu'à l'infusion d'angélique, recommandée par Hildenbrand, au vin de quinquina, à la dose de 4 ou 5 onces, à l'eau vineuse que les malades boivent en général avec un plaisir extrême.

Ces médicaments m'ayant toujours paru suffisants pour remonter les forces vitales dont l'abattement est proportionné à la gravité et à la longueur de la maladie, je n'ai jamais senti le besoin de recourir à l'acétate d'ammoniaque, aux alcools de différentes sortes, à la liqueur d'Hoffmann, aux chlorures, ni à une foule d'autres moyens médicamenteux, que les pathologistes signalent comme propres à combattre les symptômes adynamiques.

Il n'y a guère que le camphre dont je fais assez souvent usage à petites doses et en lavement, dans l'inten-

---

(1) Comme les sueurs ne sont utiles qu'à la fin, il ne nous arrive jamais, durant le cours de la maladie, de recourir aux sudorifiques. Je crois que c'est avec raison qu'on a reproché à Pringle d'employer, presque dès le début de l'affection, ce genre de moyens, au nombre desquels il faut mettre la thériaque, l'esprit de corne de cerf, l'esprit de Mindererus. Je conçois qu'ils puissent être très avantageux quand la peau reste sèche, bien que la circulation et la chaleur cutanée soient rentrées dans l'état normal. C'est en pareille circonstance que nous les mettrions en usage, si la nature n'avait pas le soin de restituer à la peau l'humidité et la souplesse qu'elle doit avoir.

tion de faire cesser, après les évacuations convenables, quelques mouvements spasmodiques ou une insomnie plus ou moins opiniâtre; je me sers aussi de cette substance en friction; mais, au lieu de l'employer alors à la dose de 12 ou 14 grains, j'en fais entrer jusqu'à 2 gros dans 3 onces de liniment huileux.

C'est dans les mêmes vues que, dans quelques circonstances, j'ai eu recours au musc, soit en lavement ou en friction, soit sous forme de potion et de pilules. Jamais je n'ai recours aux opiacés durant le cours de la maladie, quelque nombreux que soient les symptômes nerveux; mais si, lorsqu'elle est terminée, les malades se plaignent d'insomnie et d'agitation nocturnes, si le défaut de sommeil leur porte un préjudice réel, je donne une potion dans laquelle je fais entrer quelque sel de morphine, ou une préparation quelconque d'opium. Ce médicament, auquel Sydenham recourait bien mal à propos, offre deux grands inconvénients : 1° celui d'augmenter la stupeur des malades; 2° celui bien plus important encore d'arrêter les déjections que la nature détermine; or ce sont là les deux raisons capitales qui m'engagent à le rayer de la thérapeutique des fièvres graves, dont le meilleur des calmants est sans contredit tout moyen qui entretient la liberté du ventre ou qui expulse convenablement le principe morbifique. Rarement j'emploie la serpentaire de Virginie dont les auteurs ont vanté les bons effets; l'arnica auquel Stoll a accordé les plus grands éloges, l'infusion de valériane et de contrayerva, substances qui sont considérées comme d'excellents antispasmodiques. Comme je n'emploie les stimulants diffusibles que lorsque la maladie est tout à fait terminée, ou à peu près, je m'en suis assez souvent trouvé bien ; mais il est des malades chez lesquels ils ont déterminé de l'agitation au lieu de produire du calme , et ce sont ceux qui n'avaient pas été suffisamment évacués. Je me suis toujours hâté , dans ces cas, d'abandonner momentanément cette médication , et de ne la reprendre que lorsque j'avais de nouveau nettoyé le canal digestif. Si , après avoir pris cette précaution , les stimulants diffusibles m'ont paru irriter de rechef, j'y ai renoncé tout à fait.

J'ai constamment tenu la même conduite à l'égard des toniques permanents, lorsque je me suis aperçu qu'après avoir été tolérés et salutaires pendant un temps plus ou moins long, ils finissaient par donner naissance à une irritation gastro-intestinale , à la constipation , à des maux de tête et à l'insomnie.

Dans un cas de cette espéce , je m'adressai avec avantage aux lavements émollients , aux cataplasmes et aux boissons de même nature ; mais je me gardai d'insister longtemps sur cette médication relâchante, parce que j'ai eu plus d'une fois l'occasion d'observer que, sous son influence, les malades tombent dans une sorte de langueur, se décolorent de plus en plus et finissent par devenir infiltrés.

Je n'ai pas besoin de dire que les toniques sont surtout indiqués lorsque les sujets typhoïdes, ou plutôt les convalescents, sont affectés d'escarres gangréneuses au sacrum ou sur les trochanters, qu'il convient alors de les administrer à l'intérieur et de les appliquer sur les lieux sphacélés, tant pour donner à l'économie la puissance de résister à l'influence fâcheuse de ces altérations organiques que pour favoriser la séparation des parties mortes d'avec les vivantes.

Pour parvenir plus sûrement à ce dernier résultat, il m'arrive souvent de faire laver les escarres avec du vin pur ou miellé, ou bien avec de l'eau chlorurée qui, à l'avantage de désinfecter ces foyers putrides, joint celui de faire naître autour d'eux une inflammation conservatrice.

L'usage local de ces médicaments est d'ailleurs secondé par des pansements convenables que je m'abstiens de décrire ici.

Nous ne terminerons pas cet article relatif au traitement tonique sans faire remarquer que, quoiqu'en principe il faille s'abstenir de ce genre de médication, jusqu'au moment où la convalescence se prononce, il peut néanmoins se présenter des circonstances tellement graves qu'on est quelquefois obligé de déroger à cette règle. C'est ainsi que lorsque les malades sont d'une prostration extrême, lipothymiques, couverts d'une sueur froide et visqueuse, il convient de recourir d'emblée au bon vin, aux fortifiants, aux frictions alcooliques, et de les continuer jusqu'au moment où l'on est parvenu à maîtriser ces accidents et tous ceux de même nature qui peuvent les accompagner. Il serait imprudent, en pareille circonstance, de chercher à déterminer des déjections. On ne s'occupe de remplir cette indication que lorsque la réaction vitale s'est opérée et que les forces paraissent suffisantes pour résister aux évacuations plus ou moins abondantes que les laxatifs procurent.

ARTICLE 5.

Des révulsifs cutanés.

Les vésicatoires et les sinapismes sont les révulsifs auxquels les praticiens ont ordinairement recours (1). Les uns, sans avoir sans doute l'espérance d'arriver souvent au but désiré, les mettent en usage pour remonter les forces abattues ; d'autres, avec plus de raison peut-être, les emploient dans l'objet de déplacer une irritation concentrée dans un organe important, ou dans l'intention de remédier à un grand trouble des fonctions sensoriales, respiratoires, circulatoires ou digestives.

A l'époque où je m'étais laissé persuader, comme le plus grand nombre de médecins français de nos jours, que la fièvre typhoïde reconnaissait pour cause une inflammation intestinale et se compliquait très fréquemment de méningo-encéphalite, j'avais assez souvent recours aux applications des cantharides et de la moutarde ; mais aujourd'hui que j'ai acquis la conviction que cette dernière phlegmasie ne complique presque jamais la fièvre en question, aujourd'hui que je sais que l'entérite typhoïde n'est pas la source d'où dérivent les phénomènes généraux, que je ne puis douter du caractère symptomatique de cette inflammation, que j'ai les témoignages les plus authentiques de l'origine humorale de la pyrexie qui nous occupe, que je

____

(1) Nous ne parlerons point ici des **ventouses**, il en sera question ailleurs.

connais l'influence salutaire des vomitifs et des purgatifs sur l'ensemble de cette maladie, que j'ai été à
même d'apprécier, ainsi que d'autres médecins,
l'indifférence, l'action fâcheuse ou funeste des saignées,
je fais d'autant moins usage de ces agents thérapeutiques, que je sais, par expérience, combien ils sont
inutiles, et combien, d'autre part, ils offrent d'inconvénients.

Leur inutilité provient, selon moi, de ce que leur
influence directe, comme celle des toniques, ne s'exerce
pas sur la cause du mal. Ils ne peuvent avoir sur elle
qu'une action indirecte, toujours incertaine, et la plupart du temps trop faible pour que les praticiens puissent en espérer de prompts et salutaires effets.

Cela est si vrai, que tous les médecins expé-
rimentés conviennent que ces révulsifs ne sont de
quelque avantage que dans la dernière période de la
maladie, ou, en d'autres termes, quand le principe morbifique a été en grande partie épuisé par des évacuations spontanées ou artificielles, et que cet épuisement
a été suivi d'une diminution remarquable dans l'intensité des phénomènes pyrétiques.

Plus les symptômes adynamiques sont prononcés,
moins il convient d'user des révulsifs, parce que, d'une
part, ils ne produisent guère la réaction générale qu'on
en attend, que, de l'autre, l'excitation locale qu'ils procurent est d'autant plus sûrement suivie de gangrène,
qu'elle a été plus prolongée, plus profonde, plus étendue, et qu'elle a eu lieu dans un moment où la résistance vitale semble, pour ainsi dire, anéantie.

Applique-t-on, au contraire, les révulsifs chez des sujets vigoureux, sanguins, atteints de fièvres violentes,

avec exaltation forte des facultés sensoriales, congestion de la face, gêne plus ou moins grande de la respiration, dureté, plénitude et fréquence du pouls, on
voit très communément survenir des accidents d'une
nature très différente de ceux qui se montrent dans
une profonde adynamie; c'est à dire que l'irritation
générale augmente, les désordres fonctionnels deviennent plus intenses et se multiplient, parce qu'évidemment, au lieu de produire une dérivation, on n'a fait
qu'amener une réaction universelle, dont l'intensité
est généralement relative à l'irritabilité du sujet, à la
force et à l'étendue de la phlegmasie artificielle.

De quelque côté donc qu'on considère les révulsifs
cutanés à l'égard de la fièvre typhoïde, il ne paraît pas
que leur utilité soit bien démontrée, à moins que cette
maladie ne soit arrivée près de sa terminaison; mais,
quand l'affection est parvenue à ce point, divers médecins, et entre autres Pringle, prétendent qu'on en
retire des avantages marqués, et que presque jamais
ils n'offrent les résultats fâcheux qu'on observe durant
le suprême degré de l'affection typhoïde. Chose
bien digne de remarque, c'est que presque jamais
nous n'avons besoin de recourir à cette médication
chez les sujets soumis au traitement évacuant, par
cela seul que les déjections artificielles et naturelles
les débarrassent, dans un espace de temps assez court,
des accidents qui paraissent dangereux et pour lesquels beaucoup de praticiens ont, en général, recours
à la rubéfaction et à la vésication de la peau.

Cependant nous ferons voir bientôt, quand nous
parlerons du traitement des complications, que l'emploi des vésicatoires est quelquefois forcé, parce qu'il

s'agit de détruire, en économisant autant que possible les forces vitales, des mouvements fluxionnaires qui peuvent avoir des conséquences très fâcheuses.

Quant aux sinapismes, je les fais appliquer assez souvent à la plante des pieds lorsque les malades sont dans le délire, ou quand ils paraissent oppressés; mais je dois dire avec franchise que j'ai rarement eu l'occasion de voir les bienfaits de cette médication, quelque vive que soit l'irritation qu'ils font naître. S'ils procurent quelque soulagement, il est tellement éphémère qu'il ne dure, en général, que pendant plusieurs heures.

Jamais, du reste, l'amélioration ne se fait remarquer dans l'ensemble de l'économie, mais seulement dans quelques organes et les fonctions correspondantes.

Les sinapismes, de même que les vésicatoires, étant très susceptibles de provoquer des inflammations violentes, à la suite desquelles il n'est pas rare de voir survenir la gangrène, il est bon de recommander de ne pas les laisser séjourner trop longtemps sur la peau et de les appliquer, autant que possible, sur des surfaces où les accidents, dont nous venons de parler, se développent difficilement.

La plante des pieds est le lieu que choisissent ordinairement les praticiens qui, dans les fièvres typhoïdes, connaissent tous les inconvénients de ces rubéfiants.

C'est là que la peau est très épaisse et dure dans plusieurs points, que le tissu cellulaire est serré et abondant, le système capillaire sanguin peu apparent, et par conséquent moins susceptible que dans beau-

coup d'autres lieux de devenir le siége d'une irritation très forte, sous l'influence d'un stimulant. Du
reste, on peut dire qu'il est indiqué d'appliquer les
sinapismes sur ces extrémités, parce qu'il ne s'agit,
en général, que de faire cesser les troubles fonctionnels de la tête et de la poitrine.

ARTICLE 6.

De la saignée.

Dans la fièvre typhoïde, de même que dans les fausses pleurésies, qui tiennent le plus communément à
un état saburral des premières voies, les évacuations
sanguines sont *indifférentes*, presque toujours *inutiles*
ou *nuisibles*.

Indifférentes, en tant que chez certains sujets vigoureux, jeunes, sanguins et malades depuis peu de
temps, elles ne semblent faire ni bien ni mal, si toutefois elles ne sont pas portées à un point extrême. La
marche de la maladie n'en continue pas moins, sans
présenter d'autres modifications que celles qui s'offrent
dans ces diverses périodes lorsqu'elle se trouve livrée
aux soins de la nature.

Elles sont presque toujours *inutiles* par cela même
qu'elles ne remédient jamais à l'état général; que leurs
bienfaits, quand ils existent, ne portent que sur des
phénomènes isolés et ont communément une durée
éphémère; que d'ailleurs, sans elles, on guérit mieux
et plus rapidement les malades qu'en les mettant en
usage.

Toutes mes observations, qui s'élèvent aujourd'hui
à plus de deux cents, donnent la démonstration de ce
que j'avance ici; mais nulle part on ne rencontrera des
preuves plus péremptoires de mes assertions que dans

le *Traité des fièvres* publié par M. Bouillaud, dans l'année 1826. Il n'y a vraiment qu'à lire cet ouvrage pour être corrigé à tout jamais de la passion de faire des saignées dans les pyrexies désignées généralement aujourd'hui sous la dénomination de fièvres typhoïdes.

Que trouve-t-on, en effet, dans ce livre ? 1° dix observations concernant des malades atteints de fièvres bilieuses, qui tous succombèrent au milieu des symptômes adynamiques, quoique de nombreuses saignées locales et générales n'eussent pas été épargnées ; 2° cinq cas de la même maladie bilieuse, guérie par la méthode antiphlogistique. Mais veut-on savoir combien ces guérisons sont dignes d'admiration, on n'a qu'à supputer le nombre de jours que ces malades guéris restèrent à l'hôpital Cochin, et l'on trouvera que la moyenne s'élève à près de deux mois et demi.

Certes, voilà des faits qui ne sont guère propres à inspirer l'amour des saignées, et néanmoins, loin de profiter des leçons qui se trouvent dans son *Traité des fièvres*, l'auteur n'a fait que s'animer de plus en plus en faveur de ce genre de médication, à tel point qu'il prétend aujourd'hui que, si les saignées ne lui réussissaient pas jadis, c'est parce qu'il ne les faisait pas assez abondantes et coup sur coup; que cela lui est prouvé journellement dans sa clinique de l'hôpital de la Charité.

Curieux de savoir si cette assertion était exacte, M. le professeur Andral a voulu faire l'essai de cette méthode qu'on appelle nouvelle, et bientôt il a eu la conviction qu'elle était tellement meurtrière, qu'il n'a pas osé faire connaître à l'Académie les résultats qu'il avait obtenus chez de malheureux élèves en droit et en médecine; il s'est contenté de dire, à l'occasion de son rapport sur mes mémoires, que ces résultats étaient *effrayants*. On ne peut se faire une idée de l'impression profonde que fit sur tous les assistants un langage aussi grave, que lorsqu'on a vu soi-même l'honorable rapporteur tenant ses bras croisés sur sa poitrine et déclarant hautement qu'il avait été excessivement malheureux en saignant, coup sur coup, jusqu'à six fois ses jeunes malades (1). On ignore le nombre de ceux qui guérirent; mais il est à présumer qu'il fut bien petit, si toutefois il y eut des guérisons, car sans cela M. Andral aurait été bien loin d'avouer qu'il avait été *saisi d'épouvante*.

Je ne crois pas que M. Louis ait essayé de la méthode des saignées coup sur coup; mais il en fait faire ordinairement une ou deux à ses malades dans les dix premiers jours de l'affection typhoïde. Or, voici ce que cet estimable confrère nous dit en résumé, à l'égard de ce moyen thérapeutique : 1° que l'effet immédiat des émissions sanguines sur les symptômes typhoïdes est nul ou presque nul; 2° que, pratiquées deux fois dans les dix premiers jours, *elles peuvent en abréger*

---

(1) Il ne paraît pas que Pringle ait été, dans son temps, plus heureux que M. Andral ne l'a été avec ces élèves ; car il nous a dit : « Quand les symptômes sont violents, ils semblent indi- » quer la nécessité d'une évacuation de sang abondante; cepen- » dant *les grandes saignées sont devenues , pour l'ordinaire, fu- » nestes aux malades,* parce qu'elles rendent le pouls très petit et » faible, et qu'elles amènent du délire. *Il ne faut pas même ré- » péter une saignée modérée sans précautions,* ni en déterminer *le* » *nombre par les règles ordinaires.* Il faut observer surtout que chez » les sujets auxquels on a tiré un sang épais, couenneux, *la ma- » ladie devient plus grave après* une deuxième saignée, à moins

un peu le cours; 3° que, faites une seule fois à la même époque et à la dose de moins de douze onces, elles ont été sans effet; 4° qu'elles ont été nuisibles, pratiquées pour la première fois et largement après le vingtième jour; 5° que, sur quatre-vingt-un sujets qui éprouvèrent des symptômes graves et qui furent saignés, trente-neuf périrent; 6° que, de vingt-huit qui se trouvaient dans le même cas et qui ne furent pas saignés, dix succombèrent. De là, cet auteur croit pouvoir conclure que, sur les quatre-vingt-un malades, la saignée a sauvé la vie à quelques individus.

Mais quelle est la conséquence qu'à notre tour nous devons tirer des aveux très honorables de M. Andral, et des calculs consciencieux de M. Louis? c'est que la saignée à haute dose et répétée coup sur coup est dangereuse et même funeste dans la fièvre typhoïde bien caractérisée; c'est que, faite avec modération et dans les premiers jours de la maladie, elle est encore défavo-

» qu'il n'y ait inflammation à la poitrine ou aux poumons...
» Nombre de malades ont été guéris sans avoir été saignés,
» *et la plupart de ceux à qui on a tiré beaucoup de sang ont péri.*»
(Mal des armées.)

Monro, qui cite textuellement ce passage de Pringle, est, à l'égard de la saignée, dans les mêmes sentiments que son savant prédécesseur. On peut s'en convaincre en lisant son *Traité des maladies les plus communes dans les troupes de terre,* article *de la Fièvre maligne.*

Dans le premier semestre de 1838, M. Andral a répété les essais de la saignée coup sur coup, chez trente malades admis à la Charité ; sur ce nombre, il en a perdu treize, à peu près la moitié. Convenons que cette déplorable conséquence des saignées est faite pour justifier les passages de Pringle que nous venons de citer.

rable, puisque la moitié des sujets qui sont saignés succombent et que cela ne doit pas être quand on emploie une bonne méthode de traitement.

Si maintenant nous examinons d'une manière particulière l'effet des saignées sur les symptômes, nous observons que, dans les dix-neuf vingtièmes des cas, elles les laissent subsister, les augmentent et même paraissent leur donner très souvent naissance, puisque c'est plus ou moins immédiatement après elles qu'ils se développent (1). Qu'on lise, à cet égard, les recherches faites par M. Louis, et l'on verra que ce que j'avance est de la plus grande exactitude. On observera de plus que, lorsque la saignée semble produire une amélioration, celle-ci est, en général, éphémère et n'a lieu que relativement à des phénomènes isolés.

Mais, si tels sont les tristes résultats qu'elle produit, faut-il être étonné qu'à l'exception de quelques phlébotomanes, tous les grands médecins qui ont écrit sur les fièvres putrides et malignes aient recommandé de ne mettre en usage ce moyen qu'avec beaucoup de reserve; de ne prendre cette détermination que chez les sujets jeunes, forts, sanguins et menacés de quelque congestion violente de la tête ou de la poitrine(2). Pas

(1) Stoll a fait souvent cette remarque; aussi nous dit-il, tome II, page 289, Rat. med. : « Febris biliosa recenter orta, » in homine anteà sano, et simplex, et si valdoperè exarcerit, » plerumque periculo carebat, et intra non multos dies sana- » batur, si medicatio apponebatur apta et tempestiva. Eadem » verò phlebotomiis multis efferata aut ægrum *necabat*, an cum » dubiæ vacillantique sanitati transmittebat. »

(2) Dans l'histoire de l'épidémie de Lausanne, Tissot, grand ennemi de la saignée dans les fièvres à principo saburral, fait

un de ces auteurs ne nous dit qu'il a guéri les fièvres en question au moyen des saignées, et tous conviennent qu'ils ne les ont employées que pour s'opposer à la formation de quelque complication dangereuse. Sydenham, Huxham, Pringle avouent même que, faites largement, elles deviennent presque toujours funestes. Aujourd'hui cependant, on cherche à nous prouver le contraire, malgré les terribles aveux que le savant et honnête M. Andral a faits devant l'Académie royale de médecine; mais cela n'empêche pas les praticiens, qui savent à quoi s'en tenir sur cet agent thérapeutique, de devenir de plus en plus réservés sur son emploi.

Plusieurs même, s'apercevant de leur inefficacité, les ont complètement abandonnées et livrent leurs malades, en désespoir de cause, aux hasards de la médecine ex-

une longue énumération des médecins fameux qui se sont élevés contre l'emploi de cet agent thérapeutique.

De ce nombre sont Hippocrate, Aretée, Celse, Alexandre de Trales, Fernel, Prosper Martian, Zacutur Lusitanus, Avicenne, Pringle, Huxham, Baglivi, Van Swieten, Santa-Crux, Borelli, Bianchi, F. Hoffmann, Walcarenghi, etc. Ce qu'il y a de très remarquable dans les extraits cités de ces auteurs, c'est que tous vantent les évacuants, et ne se permettent les déplétions des vaisseaux sanguins que quand les sujets sont jeunes, vigoureux, pléthoriques ou atteints de quelque concentration vitale plus ou moins violente. Les saignées, surtout répétées, ne font, d'après eux, que diminuer l'énergie vitale, relâcher la fibre, accroître l'irritabilité, augmenter la dissolution du sang, favoriser la putréfaction, rendre très souvent la fièvre plus intense, donner naissance au délire et à d'autres symptômes nerveux.

Pringle et Monro leur attribuent en grande partie les pétéchies hémorrhagiques qui surviennent dans les cas les plus graves.

pectante. C'est aussi ce qu'avait fait autrefois l'illustre Laënnec, qui était persuadé que la nature seule guérissait les fièvres typhoïdes (1).

Dance, qui avait vu pratiquer sans succès beaucoup de saignées, avait également recommandé de prendre ce parti, non qu'il le considérât comme bon, mais bien parce que, de son aveu, il était moins mauvais que les émissions sanguines ou tout autre traitement.

Quant à moi, je puis dire hardiment que je n'ai jamais vu la saignée produire un effet salutaire sur l'ensemble de la maladie, que j'ai rarement observé ses avantages partiels ; que ses bons effets locaux, quand ils existent, sont, en général, passagers et suivis de l'aggravation de l'état général ; que les malades saignés sont ceux qui retirent le moins de bons effets du traitement évacuant ; que c'est sur eux que porte le plus souvent la mortalité ; que c'est également chez eux qu'on voit survenir les escarres gangréneuses, qu'on observe les convalescences les plus laborieuses et les plus prolongées.

Il est facile de voir dès lors que je n'ai guère été tenté d'essayer de la fameuse méthode des saignées coup sur coup ; tout au contraire, j'ai été d'autant plus disposé à m'en écarter, que je regarde ce genre de traitement comme tout à fait irrationnel, en tant qu'il n'est pas dirigé contre la cause du mal, cause tout à fait matérielle et amovible dont le séjour principal est dans le canal alimentaire.

D'ailleurs, j'ai trop bien appris que ce qu'on a ap-

(1) Voyez une note, dans les leçons de M. Chomel, relative à cette maladie.

pelé la période inflammatoire est un état organique *spurieux* et symptomatique, dont l'existence est très peu durable et qui disparaît par les évacuants, pour chercher à l'attaquer par les saignées, qui l'augmentent la plupart du temps et qui sont impuissantes pour empêcher la maladie de suivre son cours.

Il faut que cet état angioténique apparent soit porté très loin pour que je me décide à pratiquer une saignée, à laquelle je fais, du reste, succéder rapidement l'usage de l'émétique ou d'un éméto-cathartique en lavage, afin d'éviter que la soustraction sanguine ne soit suivie de ses conséquences ordinaires, c'est à dire de l'augmentation et de la multiplication des symptômes ty-phoïdes (1).

Si l'excitation du système sanguin n'est pas très intense, je m'abstiens de faire ouvrir la veine, ainsi que de toute application de sangsues, et je passe incontinent

(1) Toutes mes observations à l'égard de l'état pléthorique apparent des typhoïdes confirment l'opinion du grand Stoll, qui nous a dit :

« Rubor faciei intensivus et oculi quasi sanguine suffusi nequam
» tiquam nobis an plethoræ an phlogosis signum fuerunt,
» nec ulla ideo phlebotomiæ necessitas fuit. Biliosi sæpe numero
» supra modum rubuerunt, at averso ventriculo et bile refusa,
» cum levamine palluere. Nec qui è naribus sanguinem stilla-
» bant, aut quibus ex utero prodiit, idcirco pro plethoricis aut
» inflammatis habebantur, si cætera reclamârint. Ipse febrilis
» impetus sanguinem vel è naribus, vel ex utero movebat. Si
» quando horum quid in morbo comparuit, nec inde quid
» mali præsagiebamus, nec sperabamus quid boni, neque un-
» quam ullam inde agendorum rationem depromebamus.
» *Sufficerat spectasse ipsum morbum ejusque principem causam*
» *atque huic medelam apposuisse directam et parcm.* » (Tom. II,
pages 277 et 278, Rat. med.)

à l'emploi du tartre stibié en lavage. Je le fais avec d'autant plus de confiance et la certitude de maîtriser l'irritation de l'appareil circulatoire, que cette surexcitation a été plus manifestement précédée de symptômes que j'appelle saburraux, et que, par une erreur inconcevable, on a confondus et on confond familièrement encore avec les caractères de la gastro-entérite.

ARTICLE 7.

Traitement des complications.

Quelle que soit notre répugnance pour la saignée, quand il s'agit d'une fièvre typhoïde simple ou dégagée de complications, elle ne va pas néanmoins jusqu'au point de la répudier lors même qu'il existe une phlegmasie authentique dans les méninges, le cerveau, les poumons, les plèvres, l'estomac et le péritoine. Je l'admets, au contraire, d'autant plus volontiers que l'inflammation me paraît moins dépendante de l'affection typhoïde et qu'elle semble se présenter plus distinctement avec les attributs qui lui sont propres. Mais je regarde comme très fâcheuse cette coïncidence de deux affections qui réclament, selon moi, des remèdes tout à fait contraires; car la thérapeutique de l'une ne saurait être employée exclusivement sans que, presque toujours, l'autre maladie ne soit aggravée. Le délire, la rougeur des yeux et de la face, les soubresauts des tendons et même la carphologie n'étant pas, comme on l'a cru, des signes certains d'une inflammation méningo-encéphalitique, je ne me crois pas obligé de recourir à la saignée , d'autant que tous les jours je maîtrise ces accidents sans tirer une goutte de sang et sans employer le plus petit révulsif cutané. En général, il me suffit pour cela de faire prendre un vomitif et pendant quelques jours ensuite des boissons laxatives et acidules. Mais si, outre les symptômes dont nous venons de parler, il survient, après des douleurs de tête aiguës, un délire violent, du strabisme, des spasmes et des contractures musculaires plus ou moins permanentes, une difficulté très grande de supporter l'impression de la lumière, et d'autres phénomènes qui annoncent une véritable inflammation du cerveau ou de ses dépendances , je n'hésite pas à tirer du sang soit par la lancette, soit au moyen des ventouses scarifiées ou des sangsues, et j'évite alors avec soin d'administrer le vomitif qui ne pourrait qu'accroître la congestion et l'irritation cérébrales. J'agis seulement avec les laxatifs, qui ne peuvent que produire une dérivation favorable en même temps qu'ils expulsent le principe de la fièvre typhoïde. C'est également en pareille circonstance qu'il convient d'avoir recours aux révulsifs cutanés placés à une grande distance des organes enflammés. Je préfère les lieux éloignés pour l'emploi des épithêmes stimulants, attendu qu'apposés de cette manière, on n'a point à craindre qu'il y ait une réaction douloureuse sur les tissus déjà affectés.

S'agit-il d'une pleurésie ou d'une pneumonie bien évidente, il faut encore s'adresser à la phlébotomie ou aux émissions sanguines locales, et, après avoir rempli cette première indication, on a recours, pour la pneumonie, au tartre stibié à haute dose, ou bien au kermès minéral, selon la méthode de Rasori (1). La pleurésie réclame plus particuliérement les vésicatoires *loco dolenti.*

Si la fièvre typhoïde se complique de péritonite, indépendamment de celle qui résulte de la perforation intestinale, le même ordre de moyens convient, et, comme dans la pleurésie, on use largement des applications émollientes. Le catarrhe bronchique étant une des complications les plus communes de cette fièvre, on est souvent dans l'obligation de recourir aux boissons pectorales et gommeuses. Le kermès à la dose de 3 ou 4 grains dans un looch est très souvent efficace, quand la respiration est embarrassée par des mucosités que les malades expulsent difficilement. Ce médicament procure ordinairement une expectoration plus ou moins copieuse, à la suite de laquelle l'acte respiratoire s'exécute avec plus de facilité. L'action du kermès se trouve parfaitement secondée par celle de l'oxymel scillitique, du sirop de Tolu ou d'ipécacuanha :

(1) Stoll (Ratio medendi, Éphémérides, 1779, octob., p. 74) pensait qu'ordinairement la respiration pneumonique pouvait se prévenir si, pendant toute la durée de la maladie, on tient le ventre un peu libre, non pas seulement avec des lavements qui ne débarrassent que le dernier des intestins ; mais par des remèdes pris par la bouche qui s'ouvrent le passage à eux-mêmes et transportent vers l'anus, comme vers l'égout général, toutes les humeurs qu'ils rencontrent ou qu'ils attirent. « Præoccu-
» pari plerumque possunt funestæ migrationes, si toto tempore
» morbi alvum *paululò proniorem feceris;* non solo enemate quo
» infimum intestinum sæpè solum eluitur, sed ipsis remediis
» per os assumendis, quæ facilem transitum ipsa sibi parare
» debent et humorum quidquid est, ad anum, tanquam ad
» communem cloacam, invitare. »

aussi m'arrive-t-il, presque. toujours, de combiner plusieurs de ces moyens, afin d'arriver plus sûrement et plus rapidement au dégagement des bronches. Les résultats que j'ai obtenus, sous ce rapport, ont été si satisfaisants, que je ne puis, qu'engager les praticiens à procéder de la même manière. A l'avantage de favoriser l'expulsion des mucosités bronchiques, le kermès minéral joint celui d'entretenir la liberté du ventre, surtout quand il est donné à assez forte dose. Dans ce dernier cas, il procure aussi le vomissement et souvent au grand avantage des malades. Ce médicament ne me paraît contre-indiqué que lorsqu'il existe une irritation inflammatoire de l'estomac, ou quand il détermine des super-purgations. Il est rare que, dans le cas de simple bronchite, on soit forcé de mettre en usage les émissions sanguines ; mais il importe, pour détruire l'engouement pulmonaire, d'insister sur l'emploi des moyens que nous venons d'indiquer.

Si, dans le cours de la pyrexie qui nous occupe, il se forme une irritation stomacale violente, ce qui, fort heureusement, n'est pas commun, on pense bien qu'il ne faudrait pas négliger de la combattre par les moyens appropriés et spécialement par les sangsues ou les ventouses scarifiées. Nous dirons la même chose de l'otite qui se manifeste aseez familièrement durant l'existence ou pendant la convalescence de la fièvre typhoïde.

Quant aux parotides, on cherche rarement à amener leur résolution par les saignées ; les praticiens favorisent, au contraire, leur suppuration, et quand elle est arrivée, ils s'empressent de pratiquer une ou plusieurs ouvertures, afin de donner issue à la matière purulente.

A peine est-il besoin de dire que la rétention d'u-
rine réclame le cathétérisme; les escarres gangreneuses,
des pansements réguliers et appropriés à la nature de
cette complication ; les hémorrhagies passives, des
substances astringentes, telles que l'extrait de rata-
nhia, la gomme-kino, le sang de dragon, le sulfate
acide d'alumine, etc.

Si l'on soupçonne une complication vermineuse,
qui, à mon avis, ne demande pas une attention bien
particulière, parce qu'elle est très peu grave, il convient d'insister particulièrement sur l'usage du calomel,
attendu que ce médicament jouit au plus haut degré
de la propriété vermifuge. Toutefois il faut éviter, en
remplissant cette indication, de procurer une salivation
plus fâcheuse que la complication dont il s'agit ici ;
car il est d'observation que l'écoulement salivaire,
joint aux souffrances de la bouche et des parties cir-
convoisines, est une grande source d'épuisement et de
faiblesse.

Je n'ai jamais cherché à combattre directement les
engorgements de la rate, auxquels quelques auteurs
veulent cependant qu'on fasse une attention particulière; si j'avais la conviction que ces engorgements
sont le produit d'une inflammation, j'agirais avec eux,
sans doute, comme avec celui des poumons; mais, comme
rien n'est moins démontré que l'état phlegmasique
de cet organe (1), comme il est, au contraire, vraisem-

(1) Néanmoins il devient quelquefois douloureux sous une
légère pression, ou même spontanément, en sorte qu'alors on
pourrait croire qu'il est véritablement le siége d'une légère inflammation.

blable que cette hypérimie et le ramollissement qui en
est la suite sont l'effet de la stase d'un sang vicié, il suit
de là que je ne me crois pas obligé de recourir ni aux
saignées, ni aux révulsifs cutanés. J'insiste tout simplement sur le traitement évacuant, parce que de cette
manière j'empêche les vaisseaux absorbants veineux et
lymphatiques de puiser dans le canal alimentaire d'autres éléments propres à altérer de plus en plus la masse
sanguine, et, par conséquent à augmenter la lésion
des divers tissus organiques.

Cela étant fait, il est très vraisemblable que c'est la
nature qui, petit à petit ou avec plus ou moins de rapidité, fait ensuite disparaître le mal déjà produit dans
ces tissus.

Pour me faire une idée du *comment* elle opère, je
n'ai qu'à savoir qu'il y a dans l'économie un mouvement de *décomposition* qui suit celui de *composition*;
je n'ai, d'ailleurs, qu'à observer les urines et les produits excrémentitiels déposés à la surface cutanée,
pour acquérir une certaine conviction que les absorbants chargés de la décomposition sont les agents qui
débarrassent les organes des principes délétères dont ils
sont, en quelque sorte, imprégnés.

Nous avons compris au nombre des complications
de la fièvre typhoïde les invaginations intestinales
que quelques auteurs prétendent se développer seulement après la mort des sujets. Il est si vrai que cette
complication peut se former durant le vivant, qu'elle
devient appréciable chez certains individus par deux
phénomènes : 1° par une constipation opiniâtre ; 2° par
une tumeur plus ou moins volumineuse placée au dessous de l'ombilic et à une distance plus ou moins con-

sidérable de ce point. Deux fois, à l'hôpital Necker, nous l'avons observée avec M. le docteur Beau qui, alors, était mon interne ; dans les deux cas, son existence fut annoncée, et l'ouverture des corps justifia le diagnostic.

Ce qui a pu faire croire que ces invaginations arrivent après la mort, c'est qu'elles ne sont que très rarement douloureuses ; c'est qu'ordinairement elles ne sont pas accompagnées des symptômes d'étranglement intestinal, c'est qu'enfin, quand l'invagination est assez élevée, les malades vont pendant quelques jours à la garde-robe ; mais on n'a pas réfléchi que, dans ce dernier cas, ils ne rendent que ce qui est au dessous de l'étranglement ; que d'ailleurs, dans l'état typhoïde, la sensibilité générale est tellement obtuse, qu'il n'est pas étonnant de voir ces intus-susceptions indolores et ces phénomènes sympathiques en général très peu marqués.

Quoi qu'il en soit, il résulte de nos observations particulières que ces invaginations ont lieu durant le vivant des sujets typhoïdes, qu'elles sont spécialement annoncées par la constipation qui a lieu tôt ou tard, et quelquefois par une tumeur circonscrite placée au dessous de l'ombilic et appréciable au toucher.

Si donc ces deux phénomènes coïncident, on peut croire à la présence d'une invagination, et alors il faut faire tous les efforts pour la détruire, attendu que, si cet accident persiste, il est essentiellement mortel. C'est ici le cas d'employer avec hardiesse les purgatifs, et si ceux qui ont une action douce ne suffisent pas pour amener la liberté du ventre, il faut recourir aux drastiques, tels que l'huile de croton, l'aloès, la coloquinte, la résine de jalap, la gomme-gutte. En même temps, on a recours aux ventouses *sèches* avec des verres très larges, qui, dans les cas ordinaires d'invaginations intestinales avec vomissement de matières stercorales, m'ont parfaitement réussi. J'ai guéri l'un de ces malades avec M. Arbel, chirurgien dans le corps des pompiers, qui, fort inutilement, avait administré les purgatifs les plus violents.

Si les moyens que j'indique ne réussissent pas, je considère l'invagination comme un accident qui, presque nécessairement, doit entraîner la mort des malades; car ni les bains, ni les cataplasmes, ni les vésicatoires, ni les saignées locales ne sont capables de maîtriser l'obstacle intestinal. Peut-être que les moxas pourraient être avantageux en pareille circonstance; mais il est permis d'en douter. Néanmoins, dans l'insuffisance des autres moyens, on devrait y avoir recours.

ART. 8.

De la diététique.

S'il est de la plus haute importance que le traitement de la fièvre typhoïde soit rationnel, c'est à dire directement dirigé contre le principe morbide qui détermine cette maladie, il est également essentiel que les résultats satisfaisants qu'on obtient, moyennant tel ou tel autre ordre d'agents thérapeutiques, ne soient pas contrariés ou en partie détruits par un mauvais régime. Tant qu'il existe des symptômes de l'affection qui fait le sujet de ce mémoire, tant que le pouls reste fréquent et la peau plus ou moins brûlante, rien n'est plus imprudent que de chercher à soutenir les forces par des bouillons succulents ou des potages dont

11

l'estomac n'est guère en état d'opérer l'élaboration, et qui, lorsqu'ils sont digérés, ne font qu'accroître les altérations organiques du tube alimentaire et perpétuer le désordre général.

L'expérience démontre, en effet, qu'indépendamment des coliques, les aliments dont je viens de parler rendent la fièvre du soir plus active ou la font naître quand elle n'existe pas ; elle fait voir de plus que, loin de rétablir l'énergie vitale languissante, on ne fait, de cette manière, que la rendre de plus en plus défaillante, qu'éloigner l'époque de la convalescence, et préparer les malades à périr de langueur et souvent au milieu de souffrances cruelles , parce que leur séjour prolongé dans le lit leur procure communément des lésions organiques qui peuvent avoir par elles-mêmes les conséquences les plus fâcheuses.

A-t-on à craindre les mêmes inconvénients lorsque, pour alimenter et abreuver convenablement les malades, on attend que les battements des artères et la chaleur cutanée aient repris leur type normal ? non certes ; on a tout à espérer, au contraire, d'une nourriture appropriée aux forces digestives et des boissons spiritueuses données avec une gradation convenable.

De même que, pour l'administration du quinquina et des boissons aromatiques, nous saisissons toujours ce moment de calme où la faiblesse réelle est portée très loin pour donner des bouillons d'abord, puis des soupes et une légère proportion de pain et de vin généreux.

Quand nous sommes certains que les forces digestives sont en bon état, et que les aliments administrés ont passé sans difficulté, nous permettons l'usage des viandes rôties et grillées, en évitant, avec autant de soin qu'il nous est possible, les ragoûts et autres aliments naturellement indigestes.

C'est en procédant de la sorte que nous voyons nos malades reprendre graduellement leur embonpoint accoutumé et s'empresser de rentrer dans leurs occupations ordinaires.

ARTICLE 9.

De quelques moyens hygiéniques.

Tant que nos malades né sont pas franchement en convalescence, je ne leur ordonne jamais des bains généraux, dont ils ont cependant le plus grand besoin, attendu que leur peau est en général sans perspiration, rude, écailleuse, pulvérulente et couverte de crasse; mais dès que la faiblesse s'est un peu dissipée, quand la faculté de se promener est revenue, quand on peut proportionner l'alimentation à l'appétit très pressant des malades, je me hâte de recourir à un ou deux bains simples ou aromatiques, afin de donner à la peau la souplesse et la perspirabilité qu'elle doit avoir. Jusque là, je me contente de faire laver les malades avec de l'eau vinaigrée, froide ou tiède, selon que la température atmosphérique est très élevée ou refroidie. Si ces ablutions n'ont pas tous les avantages des bains généraux, elles ont le grand mérite d'être économiques des forces et de pouvoir être faites dans le plus haut degré de prostration; d'ailleurs les malades en ressentent l'influence avec un plaisir extrême.

Dès qu'ils ont récupéré une grande partie de leurs ofrces, j'ai grand soin de leur recommander des promenades journalières au grand air, pourvu, toutefois,

que le temps le permette. Rien ne leur est plus salutaire que cet exercice quotidien; quand ils ont le soin
de ne pas se refroidir ni de s'exposer à l'humidité.
Lorsque le soleil n'est pas trop ardent, il est bon que
les malades en reçoivent l'influence vivifiante; mais
il est prudent de leur recommander d'éviter une chaleur excessive, qui pourrait leur procurer des maux
de tête ou faire développer de nouveau des symptômes
céphaliques.

Comme je suis convaincu, avec beaucoup de praticiens, que le changement d'air a toujours des résultats
très heureux chez les malades qui ont été atteints
d'une fièvre grave, comme je sais par expérience que
le séjour prolongé dans les hôpitaux est souvent per-
nicieux aux convalescents, j'ai soin, quand j'en ai la
faculté, de les envoyer dans une maison de campagne
qui appartient à l'administration et qui se trouve si-
tuée dans la charmante vallée de Montmorency. Il est
rare que leur rétablissement n'y soit pas très prompt.

Lorsque, malgré les bains, l'exercice, la bonne
alimentation, l'influence d'un air pur, la peau reste
inactive et sèche, je prescris souvent des frictions avec
des huiles aromatiques auxquelles j'associe, si je le
crois nécessaire, l'eau de vie camphrée et des liqueurs
spiritueuses amères, telles que l'alcool de quinquina
et de gentiane. Par ce moyen, il m'est bien souvent
arrivé de redonner à l'organe cutané l'énergie qu'il
avait perdue.

Quant au moral des malades, il mérite, dans beaucoup de cas et particulièrement sous les rapports de la
peur et du chagrin, de fixer l'attention des praticiens.

La situation où se trouvent les sujets leur procuret-elle de l'effroi et se persuadent-ils que c'en est fait d'eux, le médecin doit s'empresser de remonter leur courage, de leur inspirer de la sécurité, de leur bien faire concevoir l'idée que le mal n'est point aussi grave qu'ils se l'imaginent, de leur donner l'assurance que leur guérison sera très prochaine s'ils suivent exactement le traitement prescrit.

Ressentent-ils vivement la douleur d'avoir quitté le pays qui les a vus naître, ou des parens et des amis qu'ils chérissent tendrement, il faut leur répéter souvent que sous peu ils seront satisfaits, qu'ils rentreront dans le lieu où ils désirent être, dès que leur maladie, qui ne sera pas de longue durée, se sera heureusement terminée. Il est même utile de leur dire que, si leurs moyens pécuniaires sont insuffisants pour faire le voyage, l'administration s'empressera de pourvoir à cette dépense.

Je suis persuadé que si les convalescens, qui sont souvent préoccupés de l'idée de rentrer au sein de leur famille, n'avaient pas la certitude de satisfaire les désirs qu'ils éprouvent à cet égard, ils auraient des récidives fâcheuses, ou languiraient fort longtemps dans les hôpitaux, si toutefois la mort ne venait les y surprendre. C'est en général ce qui arrive à ceux qui sont devenus malades à la suite d'un amour malheureux ou de pertes pécuniaires. Comme on ne peut, sous ces deux rapports, que leur donner des paroles consolantes, qui ne consolent pas toujours, il en résulte que, quoique parvenus à une bonne convalescence, des souvenirs amers venant s'emparer d'eux, ils dépérissent à vue d'œil et finissent par être les tristes victimes de leur chagrin.

OBSERVATIONS PARTICULIÈRES.

Première observation.

Madame B***, âgée de dix-huit ans, d'une constitution forte, d'un tempérament sanguin, sujette à des maux de tête et d'estomac, mariée seulement depuis une quinzaine de jours, avait éprouvé de violents chagrins pendant huit mois, à cause d'une union que ses parents voulaient lui faire contracter et qui n'était pas à son gré.

En se mariant avec l'objet de son choix, elle passa brusquement d'un profond état de tristesse à un contentement qu'elle exprimait par une gaîté insolite.

Bientôt elle partit de son département (Doubs) pour se rendre à Paris. Durant ce trajet, elle ressentit un froid assez vif, parce qu'elle avait été obligée de laisser, pendant la nuit, les croisées de sa voiture ouvertes. Rendue à Paris, elle alla, le soir même, au spectacle, et, les jours suivants, se livra à des courses très fatigantes.

Le quatrième jour, étant montée sur le dôme du Panthéon, elle se sentit très fatiguée et fut dans l'obligation de rentrer chez elle, à cause d'un violent mal de tête et d'une fièvre assez vive qui continuèrent le lendemain et s'accompagnèrent d'assoupissement.

Appelé auprès d'elle le 12 octobre 1836, je lui trouvai la face très congestionnée, la tête brûlante, les yeux abattus et étonnés, la respiration libre, quoique suspirieuse, la langue rouge sur les bords, blanche à la base, l'estomac légèrement douloureux sous une forte pression , le ventre tendu et gargouillant. La soif était assez vive; point de nausées ni de vomissements, bien que la bouche fût pâteuse et amère. Appétit nul, constipation depuis deux jours, urines rares, chaleur de la peau brûlante et sèche, pouls élevé, dur, fréquent (cent pulsations), coucher en supination, somnolence continuelle, quelques soubresauts des tendons, facultés intellectuelles obtuses; rien de remarquable d'ailleurs.

Comme tous ces accidents pouvaient être attribués aux fatigues physiques qu'elle avait ressenties, comme, d'autre part, madame B*** était non loin de l'époque menstruelle et qu'on ignorait si elle était enceinte, je me bornai, le premier jour, à l'usage de l'eau de groseille, de bains de pieds, de compresses d'eau fraîche vinaigrée sur le front, de lavements émollients.

Le 13 (deuxième jour), la malade avait passé une mauvaise nuit; il était survenu des rêvasseries et de l'agitation. A l'heure de ma visite, je la trouvai dans le même état, et de plus son front se ridait lorsqu'on la réveillait, ses mains étaient agitées de mouvements convulsifs, elle répondait par des monosyllabes aux questions que je lui adressais. Le limbe de la langue paraissait plus rouge, quoique l'épigastre fût moins sensible que la veille. La base de cet organe était couverte d'un enduit blanchâtre.

Le 14 (troisième jour), l'assoupissement et la congestion faciale continuant toujours avec beaucoup de chaleur à la tête, je voulus voir si quelques sangsues derrière les oreilles ne diminueraient pas ces accidents. J'en fis mettre six qui parurent diminuer le mal de tête et la congestion faciale, mais qui n'empêchè-

rent pas que , le soir , les mêmes symptômes se repro-
duisissent.

Le 15 (quatrième jour), les règles parurent, sans
exercer d'autre influence sur les symptômes de la maladie que celle d'accroître l'assoupissement et les agi-
tations du système musculaire.

16 — (cinquième jour), les parois abdominales
ayant été explorées, j'aperçus une petite tache lenticu-
laire qui n'était pas plus large qu'une tête d'épingle.
L'état fut le même que la veille, mais l'assoupissement fut profond, les soupirs fréquents. La pression
abdominale faisait développer des gargouillements
dans la fosse iliaque.

17 — (sixième jour), les règles continuent, l'état est
le même, deux taches lenticulaires se manifestent.
J'annonçai alors au mari que la maladie de sa femme
m'était bien connue, et que, pour moi, c'était une fièvre
typhoïde. Ce langage ayant jeté de l'inquiétude dans
l'esprit de M. B***, il fit appeler à mon insu M. Marjolin, qui fut d'avis de continuer les boissons pres-
crites et qui demanda à se trouver avec moi.

18 — (septième jour), je me trouvai, avec cet
honorable professeur, mais non sans avoir administré
de l'eau magnésienne , dont un verre seulement fut
pris. Il n'eut pas de résultat et procura beaucoup de
pesanteur à l'estomac.

19 — (huitième jour), ayant fait observer à
M. Marjolin les phénomènes qui se présentaient, le
caractère typhoïde de la maladie ne fut pas équivoque
pour lui pas plus qu'il ne l'était pour moi, depuis surtout que j'avais découvert les taches lenticulaires et le
gargouillement abdominal.

L'eau de Sedlitz fut ordonnée à la dose d'une bouteille ; elle ne produisit que quelques évacuations sans
amener des changements dans les accidents fébriles.

20 — (neuvième jour), le délire nocturne vint se
joindre aux symptômes primitifs. Le matin cependant,
la malade, bien que très stupéfiée, répondait juste
aux questions que je lui faisais; le système musculaire
des bras et des mains était toujours agité, des soubresauts des tendons se faisaient sentir ; le pouls battait
au moins cent vingt fois par minute; il y avait, en
arrière de la poitrine, du râle sonore et sous-crépitant.

Je prescrivis une demi-once de crème de tartre dans
une pinte d'eau, parce que la malade détestait l'eau
de Sedlitz. Au lieu de donner ce médicament étendu
convenablement, M. B*** l'administra dans un verre
de véhicule. Quoiqu'il ne fût pas avalé en totalité, il
produisit néanmoins une assez vive irritation stomacale, des coliques, des déjections verdâtres très abondantes qui fatiguèrent la malade; mais l'assoupissement fut moindre, les facultés intellectuelles moins
obtuses, la chaleur cutanée moins vive ; le pouls
perdit aussi de sa fréquence (cent quinze) et la peau
de sa sécheresse.

M. Marjolin, ayant vu la malade le soir, fut d'avis
de se borner à des émollients.

21 et 22 — (dixième et onzième), on mit simplement en usage les cataplasmes de farine de lin, les
lavements de même nature, l'eau de gomme. Les selles
furent bien vite suspendues ; mais les accidents reprirent toute leur intensité, le ventre devint même très
douloureux vers la région ombilicale, le délire se mon-
trait avec force le soir, le pouls devenait de plus en

plus petit et fréquent, la langue se desséchait sans que la soif augmentât, les tremblements des mains paraissaient plus forts.

23 — (douzième jour), le météorisme et le gargouillement abdominal étant très distincts et les taches lenticulaires très nombreuses, j'ordonnai un looch gommeux avec deux onces d'huile de ricin. Il produisit une quinzaine de selles d'un jaune d'ocre que la malade rendit dans son lit, et peu de temps après, les souffrances abdominales avaient cessé ; le pouls se releva, la malade se sentit beaucoup mieux et parut un peu riante à mon approche. Son ventre, palpé avec force par M. Marjolin, n'offrait aucune douleur.

Le soir, ce professeur vit encore la malade avec moi et la trouva beaucoup mieux. La nuit fut tranquille. Le lendemain, les tremblements nerveux, les soubresauts des tendons et la stupeur avaient disparu.

24 — (treizième jour), le pouls était tombé à quatre-vingts pulsations, le ventre était souple et indolent, la figure était plus épanouie ; il y avait eu plusieurs heures de sommeil tranquille ; la langue s'était humectée.

J'ordonnai huit grains de calomel qui déterminèrent six selles jaunâtres ; je conseillai, en outre, des cataplasmes sinapisés sur ses genoux.

Le mieux se soutint dans la journée et la nuit.

25 (quatorzième jour), la malade est bien, elle est seulement d'une faiblesse extrême, offre de l'engouement pulmonaire en arrière, du râle muqueux assez abondant ; d'ailleurs elle a son pouls à quatre-vingt-quatre et se plaint beaucoup des endroits où les vésicatoires et des sinapismes avaient été appliqués. J'examinai les lieux souffrants, et j'y trouvai deux petites

escarres gangréneuses qui pouvaient avoir, l'une, la grandeur d'une pièce de vingt sous, l'autre celle d'un écu de trois francs.

Autour des escarres étaient des cercles inflammatoires qui annonçaient qu'elles ne tarderaient pas à se détacher (pansement avec la poudre de quinquina, eau gommée, looch huileux et gommeux).

26 — (quinzième jour), le pouls tombe à soixantedix, des sueurs copieuses surviennent, des sudamina nombreux se développent; tous les symptômes graves ont disparu, les vésicatoires prennent un bon aspect, les escarres se détachent, la malade demande des aliments (bouillon de poulet).

27 — (seizième jour), le mieux se soutient; les vésicatoires sont beaux, la moiteur continue, le pouls est toujours à soixante-dix, la langue est humectée, l'intelligence parfaite, le ventre souple.

28 et 29 — (dix-septième et dix-huitième jours), potages légers, un peu de compote de pommes.

30 — (dix-neuvième jour), convalescence assurée.

On passe à l'usage d'aliments plus substantiels, à l'eau vineuse, à l'infusion d'angélique, au vin de quinquina, et dans peu de temps la malade fut en état de partir pour la Suisse, pays de son mari.

Cette malade est la première que j'ai soignée en présence de M. le professeur Marjolin qui, tout en m'aidant de ses excellents conseils, ne prescrivit cependant rien, tant il était curieux de voir ma manière de procéder.

On a vu, par l'historique de la maladie, que sept jours furent perdus d'abord quant au traitement évacuant, 1° parce qu'il y avait incertitude sur l'existence d'une grossesse; 2° par la raison que le flux menstruel se développa avant que les symptômes typhoïdes fussent bien manifestes ; 3° enfin parce que l'eau magnésienne, qui fut administrée le 18 octobre, ne produisit aucun résultat.

Ce n'est donc, à proprement parler, que le huitième jour, à partir de l'époque où je vis pour la première fois la malade, que le traitement évacuant fut commencé.

Voyons maintenant quelle a été l'influence de cette thérapeutique sur la marche de la maladie. Si nous considérons attentivement ce qui arriva lors de l'administration de la première bouteille d'eau de Sedlitz, nous observerons que non seulement elle ne détermina pas des modifications avantageuses sur la marche de l'affection, mais même *que le délire survint le soir, le pouls augmenta de fréquence, des soubresauts des tendons se joignirent aux tremblements des membres.*

Nous remarquerons de plus que la crème de tartre, mal administrée par le mari de la malade, provoqua de l'irritation gastro-intestinale, mais que, nonobstant cela, les nombreuses évacuations verdâtres qui se montrèrent furent suivies d'*une diminution de l'assoupissement, de plus de lucidité dans les facultés intellectuelles, de moins de chaleur cutanée et de fréquence du pouls, de plus d'humidité à la langue.*

Cependant le professeur Marjolin fut d'avis d'insister purement et simplement sur les émollients. Ce conseil ayant été suivi pendant deux jours, les selles s'arrêtèrent, et après cette suspension on vit les symptômes s'accroître de nouveau, bien qu'aux émollients on eût joint l'application de deux vésicatoires aux jambes et des cataplasmes sinapisés aux pieds et aux cuisses.

Au lieu d'insister alors sur la thérapeutique convenue avec mon très honorable confrère, je recourus encore à un évacuant composé avec deux onces d'huile de ricin, de l'eau de pourpier et du sirop tartareux. Il amena quinze selles involontaires et un mieux très remarquable. Mais ce qu'il y a de très particulier, c'est que la douleur intestinale disparut complètement, de telle sorte que le ventre était insensible sous une forte pression.

Ce résultat étonna M. Marjolin, aussi ne s'opposat-il pas à l'administration de huit grains de calomel, qui provoquèrent plusieurs déjections et parurent entretenir le mieux de la veille.

Le quinzième jour, huitième du traitement, on cessa les évacuants, car il n'existait, pour ainsi dire, d'autres symptômes de la maladie que deux petites escarres gangréneuses amenées par les vésicatoires et les sinapismes, dont j'avais fait l'application d'autant plus mal à propos, que je n'ignore pas quels sont, en général, toute leur inutilité et leurs graves inconvénients.

Les évacuants furent donc incontestablement d'une grande utilité ; mais la nature vint à leur aide en provoquant des sueurs copieuses et de nombreux sudamina, phénomènes qui furent bientôt suivis du réveil de l'appétit et de la séparation des escarres gangréneuses.

Ce fait, comme bien d'autres que nous pourrions signaler, prouve que c'est à tort que quelques professeurs de clinique recommandent de varier la nature des agents médicamenteux selon les formes diverses que revêt la maladie. Ici nous avons eu de l'adynamie et de l'ataxie, et cependant nous sommes parvenus à les vaincre sans nous adresser à des médicaments dont le mode d'action est souvent très opposé.

Quoi! si, le matin, il y a de la stupeur et un affaiblissement profond, il faudra que je donne des toniques? Quoi! si, dans le milieu du jour, il survient une réaction générale forte et des douleurs abdominales, il conviendra de suspendre ma thérapeutique matinale pour passer aux antiphlogistiques? Quoi! s'il y a, le soir, des symptômes nerveux, du délire, des tremblements dans les membres, des mouvements spasmodiques de la face, des soubresauts des tendons, etc., je me trouverai dans l'obligation de quitter les moyens adoptés successivement ou de les combiner avec les antispasmodiques?

Je ne crois pas que, raisonnablement, il soit possible de sauter ainsi d'un genre de thérapeutique à un autre, ou de faire des associations tout à fait discordantes entre des médicaments qui se repoussent.

L'homme de l'art qui s'est fait une idée nette de la cause de la maladie, qui a acquis la conviction que les désordres variés offerts par l'économie, durant le cours d'une fièvre typhoïde, tiennent à cette cause amovible, ne pourra jamais adopter ces irrégularités thérapeutiques, ces combinaisons hétérogènes; il le fera d'autant moins que l'expérience lui a mieux appris qu'en chassant hors de l'économie le principe morbifère il fait presque toujours cesser les accidents multiples qui se présentent.

Voyez, je vous prie, le chaos dans lequel deux professeurs de clinique jettent l'esprit de leurs élèves. L'un

leur dit : Attaquez les symptômes avec des antispasmodiques, s'ils sont nerveux ; avec des toniques permanents, s'ils sont adynamiques ; avec les évacuants,
s'ils sont bilieux ; avec des saignées et des rafraîchis-
sants, s'ils sont angioténiques. L'autre leur apprend,
au contraire, que ces accidents reconnaissent toujours
pour cause une phlegmasie gastro-intestinale, et que
dès lors il y a nécessité indispensable de recourir à des
évacuations sanguines abondantes et faites coup sur
coup.

Qui de ces deux professeurs faut-il croire ? se demandent à coup sûr les jeunes élèves. Je réponds pour
eux, *ni l'un ni l'autre*, car tous les deux sont dans
l'erreur : l'un en admettant des causes multiples dans
la maladie et en ne voyant pas qu'un même principe
amène des symptômes variés, parce que des appareils
organiques différents sont rapidement ou successivement atteints ; l'autre en confondant l'effet avec la
cause, en admettant comme constante une lésion qui
n'existe pas, dans tous les cas, en considérant enfin
comme nécessaires des moyens thérapeutiques qui sont
très loin de l'être, ainsi que le prouve toute ma pratique à l'égard des fièvres typhoïdes.

C'est sans les saignées et, pour ainsi dire, avec les
évacuants seuls que je fais disparaître et les formes
variées de la maladie et cette inflammation à laquelle
on fait jouer un si grand rôle. Il n'y a que les hommes
de l'art inexpérimentés qui soient retenus, dans l'administration des vomitifs et des purgatifs, par la crainte
d'augmenter la phlegmasie déjà existante.

N'aurait-on pas pu croire que, chez madame B***,
tel avait été l'effet du premier évacuant, et même

qu'il avait donné naissance à l'affection typhoïde ?

Oui, certes, et cependant je ne commis pas la faute d'interrompre ma thérapeutique, attendu que, dans mes idées sur l'affection typhoïde, il me paraissait à peu près impossible que l'eau de Sedlitz eût été la cause de son développement.

Je demeurai convaincu, au contraire, que, si les évacuations avaient été plus nombreuses et plus abondantes, la maladie, au lieu d'augmenter, aurait sensiblement diminué, ou serait restée stationnaire. Ce qui arriva le lendemain est un témoignage bien convaincant de la justesse de ce raisonnement, car, malgré l'irritation gastro-intestinale qu'une trop forte dose de crème de tartre provoqua, il est néanmoins très certain que les évacuations verdâtres furent suivies d'une amélioration très sensible qui ne m'étonna point, mais qui surprit le professeur Marjolin.

Qu'arriva-t-il, au contraire, pendant les deux jours qui suivirent l'emploi de ce médicament? Les symptômes typhoïdes reprirent leur intensité primitive, par la raison, selon moi, que les selles furent arrêtées. Mais qu'advint-il quand celles-ci furent rétablies avec abondance, moyennant l'huile de ricin? Il arriva que l'état de notre jeune malade devint très satisfaisant. Cependant, comme il n'était pas tel que je pouvais le désirer, j'administrai, du consentement de M. Marjolin, huit grains de calomel qui produisirent six selles jaunâtres, et, peu de jours après, la convalescence fut confirmée.

Tous les évacuants ayant été supprimés le quatorzième jour, nous n'eûmes plus à nous occuper que des plaies faites par les vésicatoires et de la faiblesse consécutive, dont les toniques firent prompte justice.

Je ne terminerai pas ces réflexions sans faire remarquer qu'il existe, entre le traitement par les saignées et celui par les évacuants, cette énorme différence que les premières ont besoin, pour n'être pas funestes, que les évacuations alvines soient maintenues, tandis que les seconds sont favorables par eux-mêmes, et d'autant plus qu'il y a moins de déperditions sanguines.

DEUXIÈME OBSERVATION.

Mademoiselle Hocmelle, âgée de douze ans, d'un tempérament lymphatique, ayant la peau très blanche, les cheveux d'un châtain clair, vive et très disposée à se livrer aux amusements de l'enfance, était atteinte depuis plusieurs jours d'une légère ophthalmie des paupières, lorsque le 14 février 1837 elle se sentit courbaturée, frissonnante, peu disposée à manger et à jouer. Au lieu de se livrer aux exercices que les pensionnaires font dans les récréations, elle se tenait constamment assise à côté du poêle, tant elle sentait le besoin de se réchauffer. Si elle prenait des aliments, c'était sans appétit, et même avec une sorte de répugnance ; elle avait de la soif et le désir de boire frais et acidulé.

Le 16 février, M. Metge étant allé la voir, lui prescrivit 2 gros de sulfate de soude, étendus dans une grande quantité d'eau ; ce médicament détermina plusieurs vomissements, quelques coliques et des selles abondantes. Monsieur et madame Hocmelle, étant allés dans la pension où elle était, la trouvèrent assez malade pour la faire soigner chez eux, ils l'emmenérent et la confièrent aux soins de M. Pétros, qui, comme tout le monde le sait, fait de la médecine homœopathique. Ce médecin lui donna, dit-on, de l'extrait de belladone, de l'extrait d'aconit et du kermès minéral, le tout à des doses infiniment minimes.

Le 17 février, le dévoiement continuait encore, la fièvre se développa avec force, et le soir, il y eut de l'inquiétude qui persista toute la nuit.

Le 18 et le 19 février, le caractère typhoïde de la maladie ne fut pas équivoque; mais les parents n'en furent avertis par le médecin que quelques jours plus tard. Les 20, 21 et 22 février, l'affection se dessina de plus en plus, le délire survint et fut presque continu, la langue, les dents et les lèvres devinrent fuligineuses, la constipation avait remplacé la diarrhée, le ventre paraissait tendu et météorisé, l'assoupissement alternait par instants avec le délire.

Le 23 février, M. Pétros cessa de voir l'enfant, M. Baron fut appelé et ordonna une application de douze sangsues à l'anus, qu'il recommanda de répéter le lendemain; mais, comme un de mes clients parla de moi à M. Hocmelle, je fus également appelé, et vis l'enfant à six heures du soir, avant que les sangsues fussent tombées. En apprenant les symptômes qui s'étaient développés, et que dans ce moment je ne pouvais apprécier convenablement, je demandai une consultation pour une heure de la soirée. Il fut convenu qu'on appellerait MM. Baron et Marjolin. M. Baron n'eut pas le temps de venir; mais M. Marjolin se rendit chez M. Hocmelle à huit heures et demie du soir.

Les piqûres des sangsues avaient donné abondamment pendant deux heures ; on fut obligé d'user de la compression pour arrêter le sang.

Au moment de notre réunion, l'enfant n'avait qu'un faible délire ; mais son visage paraissait égaré, sa figure pâle et décomposée, son regard strabique, l'œil droit plus petit que le gauche, les narines tapissées d'une poussière brunâtre ressemblant à de la suie ou à du tabac, l'ouïe dure, les joues un peu rentrées, la langue, les dents et les lèvres serrées, couvertes d'un enduit brunâtre ; tout le ventre était tendu et indolent, même sous une forte pression ; en le percutant, il résonnait fortement, on n'y entendait aucun gargouillement. Quel que fût le soin avec lequel j'examinai ses parois ainsi que la surface de la poitrine, je ne pus découvrir que deux petites taches lenticulaires qui disparaissaient sous la pression du doigt.

La percussion du thorax ne nous donna aucun signe d'altération pulmonaire; mais l'auscultation immédiate fit distinguer, en arrière et en bas des deux poumons, une respiration faible. Dans presque tout le reste de la cavité thoracique, on entendait un râle sonore très distinct. Point de toux ni d'expectoration ; le pouls calculé par le professeur Marjolin offrait cent vingt-quatre pulsations par minute, et l'artère battait faiblement.

La chaleur cutanée était assez vive dans tous les points, mais elle était surtout remarquablement élevée à la tête. Point de transpiration, sorte de rudesse de la peau.

Le coucher avait lieu en supination; la prostration paraissait extrême, car la malade était dans l'impossibilité de se mettre sur son séant et de s'y tenir seule;

on aurait dit , dans ce dernier cas , qu'elle était dans un état d'ivresse; la tête s'inclinait sur la poitrine , comme si la malade était privée de vie. Si l'on cessait de soutenir l'enfant en la penchant un peu en arrière, elle tombait sur son oreiller comme une masse inerte et en faisant des soupirs profonds suivis de gémisse- ments. De temps à autre , il existait des soubresauts des tendons et quelques grincements de dents.

Les urines avaient été rendues dans la matinée, mais dans le reste de la journée elles avaient été re- tenues et peut-être non secrétées. Quant aux selles, il n'en était pas question depuis que l'enfant avait été soumise au traitement homœopathique.

On pense bien que M. le professeur Marjolin jugea, comme moi, le cas très grave, circonstance qu'il ne dissimula point aux parents, tout en leur exposant la divergence d'opinions qui existait parmi les médecins, tant relativement à la nature de la maladie qu'aux moyens thérapeutiques préconisés pour la combattre. Il n'hésita pas à déclarer, avec sa franchise accoutu- mée, que son esprit était encore incertain sous ces deux rapports; mais que cependant, d'après les faits qu'il connaissait, il était plutôt porté à admettre une théorie humorale et l'emploi des évacuants, que la doc- trine de l'irritation et le traitement par les saignées. Il m'avoua néanmoins qu'il ne partageait pas tout mon enthousiasme pour les purgatifs, quoique lui-même en eût retiré de grands bienfaits ; mais il ajouta que, s'il était atteint de fièvre typhoïde, ce serait à ces agents médicamenteux qu'il aurait recours.

En revenant ensuite à ce qui concernait l'enfant de M. Hocmelle, avoué, M. le professeur Marjolin me demanda quelles étaient les chances de succès que ma méthode thérapeutique pouvait avoir avec notre malade. Je répondis que, quoique la forme de la maladie fût une des plus mauvaises à cause de la constipation qui persistait depuis plusieurs jours, je croyais qu'il y avait dix contre un à parier pour son rétablissement. Dès lors il fut convenu que je traiterais l'enfant, et que je la verrais tous les matins avec mon très honorable confrère.

J'ordonnai de suite, et en sa présence, un grain et demi d'émétique en lavage, et l'usage de l'eau gommée avec un sirop acidule. A minuit, j'allai voir l'enfant qui avait vomi copieusement de la bile, mais qui n'avait point eu de selles. Je la trouvai couchée sur son dos, la face et le front baignés de sueur, sa langue, ses dents et ses lèvres beaucoup moins sèches et moins sales. Elle répondait juste aux questions que je lui adressais, se plaignait de beaucoup de courbature, de malaise général, sans douleur locale. Son pouls s'était relevé; mais il conservait la même fréquence. Au lieu de délire, il y avait de l'assoupissement et des gémissements suspirieux, le ventre était toujours ballonné, tendu, résonnant à la percussion.

(Eau de Sedlitz, une bouteille pour le lendemain matin, limonade, lavements émollients, cataplasmes vinaigrés à la plante des pieds.)

Le 24 février, le médicament avait produit l'effet que j'en attendais; la malade avait rendu, vers midi, un demi-pot de chambre de matières aqueuses d'un jaune clair ocré. Le ventre me parut beaucoup plus souple, moins résonnant, toujours indolent, la langue avait perdu sa fuliginosité, elle était moins rétractée,

la malade la sortait plus facilement de la bouche ; les
dents étaient toujours sèches , la croûte qui les couvrait encore était roussâtre et visqueuse ; l'intelligence
était infiniment moins troublée, les réponses justes,
mais inquiètes ; les traits de la face paraissaient plus
épanouis, la joue gauche un peu colorée, le pouls
conservait la même fréquence, la respiration n'offrait
aucun changement, la chaleur cutanée moindre. Le
soir, même état, un peu d'agitation, coloration des
joues, sans toux, sans gêne de la respiration, sans aucun signe de pneumonie.

(Lavement émollient, cataplasme légèrement sinapisé pendant une heure à la plante des pieds, eau
fraîche vinaigrée sur le front.)

Le 25 février, eau de Sedlitz, une bouteille, qui produit des selles comme la veille ; ventre souple, considérablement affaissé, intelligence plus nette, langue plus
humide couverte d'un enduit blanchâtre, dents toujours sèches , lèvres un peu colorées, cent vingt pulsations dans le pouls, deux petites taches lenticulaires
de plus sur le ventre, un peu d'assoupissement dans la
journée, quelques grincements de dents. Le soir, moins
d'agitation que la veille, intelligence assez nette.

(6 grains de calomel pour le lendemain , gomme
acidulée, lavement émollient.)

Le 26 février, l'amélioration paraît sensible à
M. Marjolin, quoique le pouls conserve la même fré-
qüence. L'enfant prend le calomel en deux doses ;
mais comme à midi il n'avait produit aucun effet, on
administra un verre d'eau de Sedlitz , et bientôt il y
eut plusieurs selles abondantes de même nature que
les précédentes. A deux heures , ventre très souple ,

intelligence intacte, langue humide, dents plus propres, pouls à cent huit pulsations, râle sonore diminué, respiration plus vésiculaire en bas, chaleur douce de la peau, sans transpiration.

Le soir, coloration de la figure, plaintes, sentiment de faiblesse et de courbature, tendance à l'assoupissement, coucher sur le côté gauche, urines abondantes qui sont rendues volontairement.

Le 27 février, on laisse reposer l'enfant; il n'y eut d'autre garde-robe que celle amenée par un lavement au miel, pouls idem ; mais le soir il augmente de fréquence, le ventre paraît un peu météorisé, un peu d'agitation se montre.

(Deux verres d'eau de Sedlitz.)

Le 28 février, au matin, nous apprenons que l'enfant avait passé une mauvaise nuit, qu'elle avait été fort agitée. Elle boit son eau, et quatre heures après elle avait eu cinq selles jaunâtres liquides. Dans la journée, la langue devient humide, elle se nettoie, le ventre s'affaisse de nouveau, le pouls tombe à quatre-vingt-dix-huit pulsations, l'intelligence est toujours bonne, les réponses justes, les dents moins sèches. La malade demande quand est-ce qu'elle sera guérie.

Le 29 février, deux verres d'eau de Sedlitz ; selles abondantes, amélioration, moins de faiblesse, coucher indifférent sur les deux côtés, légère toux sèche.

Le 30 février, l'enfant paraît hors de tout danger, et je l'annonce aux parents ; cependant le pouls est à quatre-vingt-quatorze pulsations, la langue légèrement sèche à sa pointe, blanche à la base.

Le 1er mai, on fait de la médecine expectante, on se borne à l'usage des lavements miellés. La journée se passe bien ; mais, le soir, il y a plus de fréquence dans le pouls et un peu de chaleur à la peau , quelques divagations.

Le 2 mai, eau de Sedlitz, deux verres ; quatre selles abondantes, langue humectée, lèvres et dents propres. Le soir, le mieux se soutient, le pouls est à quatre-vingt-dix pulsations. Dans la nuit, légère moiteur sur la poitrine, sueur à la tête.

Le 3 mai, sudamina sur le cou au dessus des clavicules et sous les aisselles, pouls à quatre-vingt-dix pulsations, intelligence toujours parfaite, un peu d'assoupissement par intervalles. La nuit, sommeil tranquille de plusieurs heures, la malade ne se réveille que pour boire.

Les 4, 5, 6 et 7 mai, même état, toujours un peu de fréquence dans le pouls. Le 7, on donne encore deux verres d'eau de Sedlitz qui déterminent plusieurs selles jaunâtres, le pouls est à quatre-vingt-huit pulsations. M. Marjolin ne voit plus la malade qui va de mieux en mieux.

A partir de ce moment, on donne des bouillons que l'enfant prend avec le plus grand plaisir.

Le 15 mai, le pouls est à soixante, elle prend deux potages par jour. Le 18, elle mange du poulet et des pommes de terre. Le 20, elle boit du vin, se lève, mange de l'agneau et du bifsteck avec des soupes ; elle se sent très bien à la faiblesse près. Dans son lit, le pouls est calme ; quand elle est levée, il augmente de fréquence.

Le 23 mai, elle se promène dans la chambre ; à un peu de faiblesse près, elle est très bien. Les forces se raniment.

TROISIÈME OBSERVATION.

Le nommé François, domestique chez M. Gabriel Izot, âgé de vingt-neuf ans, d'un tempérament bilieux, d'une grande stature, bien constitué, ayant des forces musculaires très énergiques, marié depuis un an, était sujet à des maux de tête depuis environ six mois, et n'avait pu s'en débarrasser, ni par des bains de pieds, ni par des applications réitérées de sangsues. Depuis quelque temps aussi, sa bouche était très mauvaise le matin, son appétit diminué, ses jambes faibles. De temps à autre, il sentait de petits frissons et des étourdissements, un peu de congestion dans les yeux. Il me demanda une saignée qu'il considérait comme devant lui être très utile, et qui, d'après le peu d'efficacité des diverses applications de sangsues, pouvait bien n'avoir pas ce résultat. Cependant la saignée lui fut pratiquée, une livre de sàng lui fut enlevée, et bientôt ce jeune homme s'alita à cause d'une fièvre violente, caractérisée par une grande fréquence du pouls, beaucoup de chaleur à la peau, une céphalalgie intense, avec grande chaleur de la tête, des envies réitérées de vomir, un dévoiement fréquent sans douleurs abdominales.

Appelé auprès de lui, je trouvai, outre ces phénomènes, beaucoup de rougeur à la face, la langue rouge sur les bords, blanche à la base, une toux vive avec expectoration visqueuse et sanglante. La poitrine ne m'offrit cependant pas de matité ; mais il existait un râle sonore et sous-crépitant dans le poumon gauche. Inférieurement dans le poumon droit, râle sonore seulement à partir de l'angle inférieur de l'omoplate, jusqu'à la base de la poitrine. Rien de remarquable en avant, si ce n'est des battements du cœur assez éclatants, sans soulèvement des côtes ; la respiration était précipitée et entrecoupée.

Persuadé que le malade était dans l'imminence d'une pneumonie, je pratiquai encore une large saignée de quatre palettes, le sang était brunâtre, il forma un caillot peu consistant sans couenne inflammatoire. Bientôt le caillot devint très petit et fut entouré d'une sérosité verdâtre très abondante.

Le soir, le malade paraissait prostré ; il eut un délire qui alternait avec un assoupissement profond, les yeux devinrent fixes, rouges et chassieux ; les traits de la face étaient affaissés, comme égarés et stupides ; la faculté d'entendre était diminuée, les narines légèrement pulvérulentes, les dents et les lèvres sèches, la langue rouge sur les bords, d'un blanc roussâtre à la base ; dix pétéchies lenticulaires s'étaient développées sur les parois abdominales et à la base de la poitrine. Le ventre était tendu, l'épigastre insensible, la fosse iliaque droite légèrement douloureuse, point de selles, la respiration était dans le même état, moins le crachement de sang qui avait disparu.

Quoique le caractère de la maladie ne fût pas incertain, je n'osais cependant pas débuter dans mon traitement par le vomitif qui, j'en suis persuadé, aurait été d'une très grande utilité. Je fus arrêté par la crainte de provoquer de nouveau le crachement de sang et de déterminer la pneumonie.

J'ordonnai une bouteille d'eau de Sedlitz à 8 gros,

de l'eau de gomme avec du sirop de limon, un julep béchique.

Huit selles liquides bilieuses eurent lieu dans la journée et sans la moindre modification avantageuse dans les phénomènes morbides ; au contraire, le soir, les yeux étaient plus chassieux, une espèce de morve couvrait en partie les deux cornées transparentes; délire, rêvasseries durant le sommeil, tremblement des membres, cent vingt-cinq pulsations par minute, faiblesse de la respiration en arrière et des deux côtés de la poitrine, tâches lenticulaires plus nombreuses.

(Eau de Sedlitz, *idem;* limonade, cataplasmes sinapisés à la plante des pieds.)

Deuxième jour du traitement évacuant. — Agitation dans la nuit, dix selles ocrées dans la journée, langue plus fuligineuse, sèche, même état d'ailleurs.

Troisième jour du traitement évacuant. — Douze selles jaunes, moins de tremblement, langue plus humectée, yeux toujours chassieux, réponses plus nettes. Le soir, moins de délire, sueur de la face; moins agité.

Quatrième jour du traitement évacuant.—Six selles, bouche encore plus humide, langue moins roussâtre, pas de tremblements des membres, disparition de la douleur iléo-cæcale et du météorisme. Le soir, point de délire, quoique les yeux soient toujours chassieux et congestés.

Cinquième jour du traitement. — Repos pour les évacuants, assoupissement toute la journée, rêvasseries, gémissements, retour du météorisme. Le soir, délire ; la nuit, inquiétude ; urines bourbeuses abondantes, sécheresse de la langue de nouveau roussie.

Sixième jour. — Huile de ricin avec sirop tartareux

et eau de pourpier; huit selles plus foncées, moins d'assoupissement, urines toujours sales, sans dépôt, diminution du météorisme, langue toujours sèche, yeux chassieux. Le soir assoupissement, gémissement, point de délire; nuit assez calme.

Septième jour. — Repos pour les évacuants, assoupissement, toux, expectoration muqueuse, langue sèche et roussâtre. Le soir, délire, tremblement des mains, météorisme, soubresauts des tendons; nuit agitée, sueur visqueuse sur la face et le cou.

Huitième jour. — Douze grains de calomel qui procurent six selles, diminution des symptômes de la veille, ventre plus souple, indolent, urines d'une couleur sombre bourbeuse, moins de sécheresse de la langue. Le soir, rêvasseries, assoupissement, toux, expectoration muqueuse.

Neuvième jour. — On se borne aux boissons acidulées et au julep, on applique deux vésicatoires volants aux jambes. Dans la journée, le mieux semble se soutenir; le soir, délire taciturne, yeux toujours chassieux et rouges, quoique les vésicatoires aient bien pris; nuit agitée.

Dixième jour. — Douze grains de calomel; six évacuations bilieuses, les yeux semblent se nettoyer, l'intellect est assez bien dans la journée; mais le soir, délire taciturne, sueur abondante sur tout le corps, sudamina nombreux sur le cou et les aisselles, urines toujours roussâtres et bourbeuses; nuit sans agitation.

Le onzième jour, on ne fait rien, parce que le malade avait une transpiration abondante. Le soir, les yeux sont plus sales que jamais; le malade est pâle, d'une faiblesse extrême, son pouls bat cent trente fois par minute; délire taciturne continuel; les vésicatoires ont un aspect violacé. J'ordonne des frictions avec l'huile de camomille camphrée, deux demi-lavements avec 4 grains de camphre chaque.

Le lendemain, douzième jour, fièvre violente, agitation, pouls élevé, sueurs copieuses, langue aride brune, yeux pleins de morve, tremblement des membres, alternatives d'assoupissement et de délire, urines toujours sales, elles sentent les matières stercorales, au point que, si la garde et la femme du malade ne m'avaient affirmé qu'il n'y avait que de l'urine dans le vase, j'aurais cru que le liquide était sorti de l'intestin.

J'ordonne 24 grains de calomel. Le malade alla peut-être vingt fois à la garde-robe dans les draps de lit qu'on fut obligé de lui changer à diverses reprises. A partir de ce moment, l'agitation disparaît, les yeux s'éclaircissent, le délire et l'assoupissement cessent, les urines sont plus claires, quoique encore très odorantes, la langue s'humecte, en un mot l'aspect du malade devient tout différent. Ce qu'il y a de très remarquable, c'est que le pouls, qui était à cent trente le onzième jour, tomba à quatre-vingts le douzième, après ces énormes évacuations involontaires.

Les treizième et quatorzième jours, les yeux et la langue se nettoyèrent; l'aspect des vésicatoires est bien meilleur, ils sont plus animés; la figure du malade est riante, quoiqu'il se sente d'une faiblesse extrême.

Les seizième et dix-septième, le mieux se soutenant et allant croissant, j'ordonne des bouillons coupés, de l'eau vineuse.

Les dix-neuvième, vingtième et vingt-unième jours, j'administre l'angélique et le vin de quinquina, des potages légers au vermicelle et à la semoule.

Sous l'influence de ces moyens, la convalescence fut bientôt assurée ; le pouls tombe à cinquante pulsations par minute.

François partit pour la campagne où il se refroidit, et dont il revint peu de jours après, à cause d'une douleur qu'il ressentait dans l'articulation fémoro-tibiale. A cela près, son rétablissement était complet.

QUATRIÈME OBSERVATION.

Sommaire.

Affections morales, tristes symptômes saburraux très prononcés, aménorrhée, application de sangsues et faiblesse, saignée et augmentation de la débilité, développement des symptômes typhoïdes, vomitif et purgatifs, convalescence sept jours après, toniques et guérison.

Madame ***, âgée d'une trentaine d'années, forte, bien constituée, ayant la peau blanche, les cheveux d'un blond tirant sur le rouge, le système sanguin très développé, mal réglée, après des chagrins domestiques et la perte totale de sa fortune qui était assez considérable, se trouva obligée d'aller réclamer des secours alimentaires auprès de ses parents dans l'aisance.

Profondément humiliée de se trouver réduite à cette déplorable situation, elle tomba dans la mélancolie, sortit de la province où elle était pour venir chercher un emploi à Paris.

Comme son éducation avait été soignée et qu'elle s'entendait parfaitement à tenir des écritures, elle ne tarda pas à se placer ; elle entra chez madame P....,

fameuse lingère, qui me la recommanda d'une manière toute particulière.

Au commencement d'avril 1836, elle vint me voir,
me fit connaître ses chagrins, qui, d'ailleurs, étaient
exprimés sur sa physionomie. Elle se sentait, disait-
elle, étouffée par le sang, surtout depuis un mois que
son flux menstruel était en retard. D'ailleurs elle
éprouvait beaucoup de chaleur et de lourdeur à la
tête, de la disposition au sommeil, des vertiges, des
tintements d'oreilles, des bouffées de chaleur faciales,
des lassitudes et de l'engourdissement dans les jambes.
Tous les soirs, elle ressentait de la fièvre, de l'agitation, de l'insomnie, après un frisson léger qui partait
des pieds, s'étendait sur tout le corps et procurait un
peu de tremblement. Sa langue était couverte d'un
enduit blanc, sa bouche mauvaise, pâteuse, le dégoût
pour les matières animales était insurmontable, la
soif modérée; mais le désir de boire frais se faisait
surtout sentir. Son pouls était peu fréquent, plutôt
concentré que développé, la chaleur de la peau assez
vive; on en conservait la sensation lorsqu'on avait
cessé de toucher la malade. Le ventre était un peu
tendu, douloureux vers l'épigastre et la fosse iliaque
droite; cependant il n'existait pas de dévoiement, les
selles étaient seulement plus abondantes qu'à l'ordinaire, plus molles. S'il fallait s'en rapporter à la malade, ses urines étaient rouges, bourbeuses, brûlantes
et peu abondantes. La respiration paraissait libre,
quoique très suspirieuse, on entendait seulement à
gauche, au dessous de l'angle inférieur de l'omoplate,
un léger râle sibilant.

Quoique cet ensemble de phénomènes me laissât

entrevoir le développement prochain d'une fièvre typhoïde, je conseillai néanmoins l'application de douze
sangsues à la vulve. Les piqûres coulèrent abondamment sans rétablir les menstrues, ni amener d'autre
résultat que de la faiblesse et des vertiges plus prononcés. Cependant la malade me supplia de lui faire
une saignée, parce que, disait-elle, c'était la seule
chose qui pût la soulager ; je lui tirai, pour la satisfaire et contre mon gré, trois palettes de sang qui
donna un assez gros coagulum sans couenne inflammatoire, et une sérosité verdâtre très remarquable.

A l'aspect d'un semblable liquide, je vis que mes
soupçons étaient fondés, et je fus confirmé dans mon
premier jugement, en voyant la prostration extrême
de la malade, et en constatant l'existence de plusieurs
taches lenticulaires sur les parois abdominales, taches
qui disparaissaient sous la pression digitale.

Le soir, réponses brusques, céphalalgie intense,
délire, rêvasseries, agitation, urines pulvérulentes,
tête brûlante, respiration précipitée, toux légère, pouls
à cent huit pulsations, diarrhée, douleur augmentée
dans la fosse iliaque droite, langue sèche, rouge sur la
pointe et les bords, dents couvertes d'un enduit roussâtre visqueux, lèvres couvertes d'une espèce de pous-
siére grise, soif.

J'ordonnai, pour le lendemain 8 avril, 24 grains
d'ipécacuanha avec 1 grain de tartre stibié, deux pots
de limonade, des cataplasmes sinapisés à la plante des
pieds.

La malade vomit abondamment des mucosités et de
la bile ; à partir de ce moment, la céphalalgie et le
délire cessèrent, la langue parut moins sèche, l'enduit

des dents disparut. Le soir, le pouls n'était qu'à quatre-vingt-seize pulsations, la diarrhée était plus abondante. La nuit, il y eut deux heures de bon sommeil mêlé de quelques rêvasseries, la soif fut moins ardente que les nuits précédentes.

Le 9 avril, en abordant la malade, elle me dit qu'elle se sentait beaucoup mieux ; le ventre est toujours sensible, dans la fosse iliaque surtout.

(Eau de Sedlitz, une bouteille à 8 gros de sel, même boisson.)

Quinze selles dans la journée, diminution très sensible de la fièvre, pouls à quatre-vingt-dix, chaleur de la peau modérée, insensibilité presque complète du ventre, disparition du météorisme, narines à peu près nettoyées, aspect plus gai de la malade, bords de la langue moins rouges, lèvres moins sèches. La nuit, sommeil profond de cinq heures, point de rêvasseries, sentiment de bien-être au réveil, toujours râle sonore et légère toux.

Le 10 avril, eau de Sedlitz, limonade, diète. Huit selles bilieuses, urines abondantes, désir de prendre des aliments, respiration moins précipitée, diminution du râle sonore, léger râle muqueux à droite et en bas, narines et dents propres, pouls à quatre-vingts pulsations. La nuit, sommeil de six heures, légère sueur sur la figure, le cou et la partie supérieure de la poitrine.

Le 11 avril, la malade va si bien que je crus pouvoir me dispenser de lui donner un évacuant; mais, le soir, je trouvai son pouls à quatre-vingt-seize, la chaleur de la peau assez vive.

Le 12 avril, eau de Sedlitz, une bouteille. Six selles

dont une très copieuse, sentiment de bien-être toute la journée, appétit. Je permets une tasse de bouillon de poulet. Le soir, pouls à quatre-vingts, sommeil de quatre heures dans la nuit, sueur du cou, de la face et de la poitrine.

Le lendemain, 13 avril, ces parties offrent de nombreux sudamina, la malade se sent parfaitement, sa physionomie présente un air de satisfaction que je n'avais pas encore observé, la poitrine n'est plus râlante, la toux a disparu. (Deux légers potages à la semoule et au bouillon de poulet, eau de Seltz vineuse.) Le soir, le mieux se soutient, sommeil profond la nuit.

Le 14 avril, repos pour les médicaments, tout va bien.

Le 15 avril, potion purgative ordinaire, six selles abondantes, la journée se passe très bien. La malade mange deux bons potages avec du bouillon de bœuf, des pommes cuites et un peu de pain. Le soir, son pouls n'offrait pas plus de cinquante pulsations. La nuit excellente, sommeil très prolongé. La convalescence est entière. (Vin de quinquina, 4 onces ; infusion d'angélique.)

Le 20 avril, la malade part pour la campagne, et revient au bout de vingt jours très bien portante.

Réflexions.

La personne qui fait le sujet de cette observation était manifestement dans les conditions les plus favorables à la saignée, puisqu'elle était dans la force de l'âge, d'un tempéramment éminement sanguin, privée de ses règles et offrant tous les caractères d'une déviation vicieuse du sang vers l'encéphale. Nous avons vu néanmoins que les deux saignées qui .lui furent pratiquées déterminèrent une profonde faiblesse, et que, loin d'obvier à l'apparition des symptômes typhoïdes, elles semblèrent au contraire en hâter le développement.

D'après M. le docteur Bouillaud, j'aurais dû, malgré la débilité survenue à la suite de ces évacuations sanguines, en pratiquer coup sur coup plusieurs autres qui, s'il faut en croire les assertions de ce professeur, auraient arrêté et non précipité la manifestation de l'affection typhoïde. Peut-être même auraient-elles agi en sens inverse des premières, c'est à dire qu'elles auraient accru les forces vitales.

Mais, comme ce que je voyais de mal me faisait raisonnablement penser qu'en suivant la même direction je tomberais encore dans le pire , je crus qu'il était plus sage de changer de thérapeutique, de suivre de cette manière les conseils des plus grands pathologistes, de recourir enfin aux moyens dont ma longue expérience m'a prouvé l'immense utilité.

Les résultats prompts et efficaces que j'ai obtenus prouvent sans équivoque que j'ai eu raison; ils laissent encore présumer que si, ne tenant aucun compte des effets produits par les premières saignées, ne faisant aucune attention à la cause primitive des accidents, ne consultant que les désirs de la malade, son âge, son tempérament, l'existence de l'aménorrhée et quelques symptômes trompeurs, j'avais persévéré dans ma mauvaise voie, je serais arrivé à des conséquences finales tout à fait inverses. Je ne sais si les praticiens qui liront cette observation partageront ma manière de voir;

mais je me flatte qu'ils ne trouveront pas ma détermination, à l'égard de cette malade, dépourvue de logique, quoique ma conduite soit directement opposée à celle qu'en pareille circonstance aurait tenue M. le professeur Bouillaud.

Qu'on me permette, à l'occasion de ce fait, de citer une anecdote que me racontait un jour l'excellent M. Lerminier. Nous sortions d'une consultation qui avait eu lieu dans la rue du Sentier; quand nous fûmes sur le boulevart, il me donna affectueusement son bras, et me dit : « Mon ami, je vous félicite de l'im
» pulsion que vous avez eu le courage de donner à la
» thérapeutique des fièvres, je vous approuve d'au
» tant plus que je n'ai jamais cessé d'être dans votre
» manière de voir; je me rappelle, ajouta-t-il, qu'étant
» *apprenti-médecin*, il y eut dans ma province une
» épidémie très meurtrière de fièvres typhoïdes, qu'on
» appelait alors putrides et malignes. Le médecin avec
» lequel je commençais ma carrière ne saignait jamais
» ses malades, il les émétisait et leur donnait force
» purgatifs. Il n'est pas à ma connaissance qu'il en
» perdit, tandis que tous les autres médecins qui af
» faiblissaient les malades par beaucoup de saignées
» avaient une mortalité effrayante : aussi qu'arriva
» t-il? c'est qu'au bout d'un certain temps on ne vou
» lait plus entendre parler d'eux ; mon maître seul
» avait la confiance publique et la méritait. Malheu
» reusement beaucoup de malades le firent appeler
» trop tard pour qu'il pût appliquer son traitement.
» Je vous autorise, mon cher collègue, à publier ce
» que j'ai l'honneur de vous dire aujourd'hui. »

La fatalité a voulu que nous ayons perdu le bon et

très savant confrère dont je viens de parler, et qui se proposait de confirmer, en pleine Académie, ce qu'il s'était plu à me raconter sur le boulevart. J'ignore s'il a fait part à son ami M. Andral de la même anecdote; mais il serait fort heureux que cela fût, parce que cet honorable professeur pourrait remplir les intentions de son ancien maître.

CINQUIÈME OBSERVATION (1).

Salle Saint-Joseph, n° 28.

Frédérich (Jules), âgé de quinze ans, apprenti-bijoutier, habite Paris depuis deux ans, il a les cheveux blonds, et son tempérament se rapproche du tempérament lymphatique.

Le 29 juin 1837, il fut pris de céphalalgie, de douleurs au creux de l'estomac, avec soif vive, perte d'appétit, faiblesse considérable et étourdissements; de la fièvre vint se joindre à ces symptômes, il y eut d'abord de la constipation; mais au bout de trois ou quatre jours de ces prodromes, il survint du dévoiement qui dure encore. Frédérich a gardé le lit depuis le commencement de sa maladie, le 30 on lui appliqua quatre sangsues derrière chaque oreille pour dissiper la céphalalgie, mais leur application n'apporta aucun soulagement. On lui faisait prendre pour toute nour-

(1) Les six observations qu'on va lire ont été rédigées et recueillies, dans mon service de l'hôpital Necker, par M. Rochoux, mon interne, à qui je me plais d'adresser des remercîments pour le zèle avec lequel il m'a secondé dans mes recherches.

riture quelques bouillons ; enfin, au bout de huit jours de cet état, il fut amené le 5 juillet, en voiture, à l'hôpital Necker, et là nous notâmes les symptômes suivants : stupeur, faiblesse générale, étourdissement, céphalalgie, visage très coloré, peau chaude et sèche, fièvre très forte, langue rouge, sèche, vernissée, doùleurs du ventre, dévoiement, assez bon sommeil, point d'épistaxis.

Ipécacuanha, 24 gr.; émétique, 1 gr.; limonade édulcorée.

6 juillet. Trois vomissements de matières bilieuses, six selles d'un jaune verdâtre, un peu de gargouillement, tension, météorisme et sensibilité à la pression de tout le ventre; langue rouge, un peu poisseuse, sèche, vernissée au centre et à la pointe, blanche sur les côtés; soif vive, bouche sèche, fièvre, pouls dur, vibrant, un peu fréquent (80 puls.), chaleur et sécheresse vives à la peau, dents un peu fuligineuses, un peu de tremblement de la lèvre inférieure, un peu moins de céphalalgie, toujours des étourdissements, de la prostration, de la stupeur; état pulvérulent des poils du nez, un peu d'embarras dans la prononciation; un léger épistaxis, point de toux, point d'expectoration, quelques bulles de râle sous-crépitant, en arrière et à droite, un peu de râle sibilant en avant, des deux côtés quelques pétéchies, plusieurs taches lenticulaires d'un rose pâle.

Eau magnésienne saturée et édulcorée, lavement, limonade.

7 — Trois selles hier, autant cette nuit, toujours d'un jaune verdâtre, gargouillement considérable, surtout à droite; la douleur, le météorisme persistent,

même état de la langue , soif encore très vive , même fréquence dans le pouls (80), la stupeur, la prostration, les étourdissements paraissent plus forts, expectoration aqueuse, peu abondante ; il n'y a point de tremblement de la lèvre inférieure. Ce matin, un peu de sommeil.

Limonade, eau de Sedlitz 2 verres.

8 — Six selles, stupeur plus considérable, somnolence, un peu plus de fréquence dans le pouls (90), toujours beaucoup de prostration et d'étourdissements; râle sibilant plus abondant, crachats épais, adhérents, bilieux ; les pétéchies ont disparu.

Limonade, eau de Sedlitz 2 verres, lavement.

9 — Six selles d'un jaune d'ocre, peu abondantes, assez bon sommeil, moins de stupeur et de prostration , moins de météorisme du ventre , qui n'est plus sensible à la pression que dans la région épigastrique; la langue s'humecte un peu, elle n'est plus blanche à ses bords ; les lèvres sont toujours desséchées, les dents fuligineuses, les poils du nez pulvérulents ; le malade dit avoir un peu d'appétit, il cause plus facilement, il a moins de soif, moins de fréquence et plus de souplesse du pouls; le râle sibilant est plus rare, l'expectoration est abondante, aqueuse et salivaire; quelques pétéchies, un peu moins de céphalalgie, mais toujours des étourdissements.

Limonade, eau de Sedlitz 2 v., lavement, diète.

10 — A peu près même état que la veille, six selles toujours d'un jaune d'ocre.

Limonade, lavement, diète.

11 — Point de purgatif, hier, le malade est moins bien, beaucoup de prostration et de stupeur, pro-

nonciation embarrassée, somnolence, rêvasseries pendant le sommeil, gargouillement et un peu de sensibilité à la pression dans la fosse iliaque gauche, six selles, peu de soif, langue plus humide, sentiment de la faim, même sécheresse de la peau, pouls aussi fréquent, plus dur, expectoration salivaire plus abondante et mêlée à un peu de liquide jaune, peu de sommeil.

Limonade, calomel 8 gr., lavement, diète.

12 — Un peu de mieux, moins de stupeur, cinq selles assez abondantes, pouls moins dur, moins fréquent (80), crachats un peu spumeux, jaunâtres, plus abondants; beaucoup de sueur hier, depuis six heures du soir jusqu'à sept heures du matin; quelques sudamina au cou et à la partie supérieure antérieure de la poitrine, les taches lenticulaires existent toujours, peu de sommeil, un peu de faim.

Limonade, eau magnésienne 2 v., lavement, diète.

13—Hier au soir, à quatre heures, le malade n'avait eu qu'une seule selle, il était beaucoup plus mal que le matin, la fièvre était très forte, la stupeur plus profonde; deux verres d'eau de Sedlitz ont alors été administrés, qui ont procuré cinq selles peu abondantes: ce matin Frédérich est mieux, il a assez bien dormi, il a moins de stupeur, moins de prostration, il peut demeurer assis dans son lit; le ventre est toujours météorisé, et un peu douloureux à la pression dans la fosse iliaque gauche; point de gargouillement, langue moins vernissée, moins sèche, peu de soif, la peau est moins chaude, le pouls a la même fréquence (80), les lèvres sont moins sèches, les dents moins ternes, moins de râle, expectoration plus abon-

dante et plus diffluente, encore beaucoup d'étourdissements quand le malade se lève, les sudamina existent au cou en plus grande quantité.

Limonade, eau de Sedlitz 1 v., 2 bouillons.

14 — Sommeil très court et très agité, accompagné de beaucoup de rêvasseries; huit ou neuf selles,
plus de chaleur et de sécheresse à la peau, face très
colorée, prostration et stupeur plus intenses, épistaxis,
la langue est moins humide, elle est d'une couleur rouge
brique; cependant la soif est la même, le ventre est
plus tendu, plus météorisé, toujours de la douleur
à la pression, dans la fosse iliaque gauche; gargouillement, pouls plus fort, plus vibrant, plus fréquent (80); étourdissement, respiration bruyante,
râle sibilant abondant, un peu de toux, crachats
moins diffluents.

Limonade, huile de ricin 2 onces, dans une potion avec l'eau de pourpier 2 onces, et le sirop tartareux 1 once.

15 — Selles abondantes et très fréquentes, le malade est beaucoup mieux ce matin, la stupeur a presque complètement disparu, mais il reste encore de la
prostration et des étourdissements quand il se lève;
moins de chaleur et de sécheresse à la peau, moins de
fréquence du pouls (80), langue humectée, sans rougeur, blanche au centre, ventre moins tendu, moins
météorisé, toujours un peu douloureux et avec un peu
de gargouillement; crachats encore bilieux, un peu
d'appétit, beaucoup de sudamina.

Gomme, sirop de capillaire, looch avec kermès
2 gr., lavement, 2 bouillons, oxymel scillitique,
sirop de Tolu, de chaque, 1 once.

16 — Point de selles hier jusqu'à quatre heures du soir, un bouillon a été pris le matin ; le soir, il existait une fièvre très forte, un verre d'eau de Sedlitz administré alors procura six selles; ce matin, un peu de rémission, cependant encore beaucoup de fréquence du pouls (100), sécheresse et la chaleur encore très grande à la peau, langue un peu rouge, humide, moins de prostration , point de stupeur, encore un peu de gargouillement, de météorisme et de sensibilité du ventre à la pression ; les sudamina se flétrissent, appétit.

Gomme, sirop de capillaire, looch, lavement, 2 laits.

17—Il y a encore eu, hier au soir, un redoublement de fièvre, mais il a été moins fort que la veille ; Frédérich a bien dormi la nuit, il a été à la selle, ce matin moins de fréquence de pouls qu'hier (80), aussi moins de chaleur, moins de soif , de sécheresse et de rougeur de la langue; un peu de sang dans les crachats venant des fosses nasales.

Gomme, sirop capillaire, bain, looch, 2 soupes et 2 bouillons, le seizième.

18 — Cinq ou six selles hier , quoique le malade ait mangé un peu de pain à ses deux repas la veille, il n'a pas eu de redoublement le soir, il a bien dormi, il n'y a plus de stupeur ni de prostration , mais il y a toujours beaucoup de faiblesse, à peine un peu de soif, appétit très vif, langue sans rougeur plus humide, encore un peu de gargouillement, moins de sécheresse et de chaleur de la peau, même fréquence du pouls (80); crachats plus blancs, très spumeux, encore un peu visqueux.

Pect., gommée, looch, le seizième, bain.

19 — Deux selles hier dans la journée, très bon sommeil, un peu plus de forces; le malade est revenu du bain, soutenu par des aides, mais sans se trouver mal, comme la veille; il a toujours un appétit très vif et digère très bien, point de sécheresse à la peau.

Tisane vineuse, le huitième.

20 — Peu de changement, tisane vineuse, vin de quinquina, 2 onces, le quart.

21 — Une selle hier, bien liée, point de gargouillement; ventre affaissé et indolore, point de redoublement le soir, encore un peu de fréquence du pouls (80), quelques bulles de râle plus humide, le malade se sent plus fort, il espère se lever aujourd'hui.

Limonade vineuse, vin de quinquina 2 onces, le quart.

24 — Le malade est à la demi-portion, depuis hier, il marche sans aide, il est resté levé hier toute la journée, une seule selle bien liée, 60 pulsations, sommeil très bon, mêmes prescriptions.

Depuis ce moment, Frédérich n'a éprouvé aucun accident qui soit venu entraver la marche heureuse de sa convalescence, et il est sorti le 1ᵉʳ août, très bien portant.

SIXIÈME OBSERVATION.

Salle Saint-Joseph, n° 21.

Chevillon (Pierre), âgé de vingt-six ans, palefrenier, entré à l'hôpital Necker le 1ᵉʳ avril 1837. Cet homme, natif de Chaingy (Loiret), habite Paris depuis un mois; il est fort, bien musclé, doué d'une bonne constitution et d'un tempérament sanguin. Il nous apprend qu'il fut tout à coup pris, il y a six jours, sans cause connue, d'inappétence, de céphalalgie et de dévoiement avec fièvre et soif très vive; que ces phénomènes s'accompagnèrent, il y a deux ou trois jours, d'une telle faiblesse qu'il fut obligé d'interrompre ses travaux et de garder le lit qu'il ne quitta que pour venir à l'hôpital. Lorsqu'il s'offrit à notre examen, nous notâmes les symptômes suivants :

Douleurs et brisures dans les membres, faiblesse très considérable, le malade tomberait si on ne le soutenait quand il est debout; céphalalgie susorbitaire, peu de sommeil, point de stupeur, narines sèches et pulvérulentes.

Douleur dans les régions hypogastrique, ombilicale et iliaque droite, augmentant par la pression et par la toux; sonorité de tout le ventre, gargouillement par la pression dans toute la fosse iliaque droite, dévoiement sans coliques, quatre selles abondantes depuis vingt-quatre heures, point de vomissements aujourd'hui ni hier (avant-hier, le malade avait vomi une petite quantité de matière jaune et amère), soif très vive, bouche sèche, brûlante, amère; enduit grisâtre peu épais de la base de la langue, laquelle est sèche, vernissée à sa partie antérieure et présente un peu de rougeur à sa pointe; inappétence.

Un peu de toux, crachats salivaires peu abondants, point d'oppression, sonorité normale dans toute l'étendue du thorax; le murmure respiratoire s'entend bien, il est très régulier, battements du cœur étendus, éclatants et fréquents ; chaleur et sécheresse à la peau, dureté , largeur et fréquence du pouls , ni taches lenticulaires , ni pétéchies.

Limonade , émétique 1 gr., ipécacuanha 24 gr.

2 avril. Vingt-cinq selles, cinq vomissements, moins de sensibilité du ventre malgré le vomitif, toujours du gargouillement , moins de chaleur à la peau , cent vingt pulsations, larges, dures, vibrantes ; faiblesse plus grande encore ce matin , ce qui n'empêche pas que le malade se dise un peu mieux que lors de sa réception ; deux taches lenticulaires à la base de la poitrine , en avant du côté droit, peu de sommeil ; langue fendillée , très sèche, dents ternes.

Limonade, eau de Sedlitz ; lavement , diète.

3—Il n'y a pas eu de redoublement hier au soir, neuf selles environ dans les vingt-quatre heures, très séreuses ; point de douleur du ventre, encore un peu de gargouillement à droite , langue un peu humectée ; toujours beaucoup de faiblesse et de prostration ; le malade ne peut se tenir assis sans être soutenu ; mais le pouls est moins vibrant et moins fréquent (100) ; deux nouvelles taches lenticulaires du même côté.

Encore une bouteille d'eau de Sedlitz à 12 gros; lavement , limonade gommée.

4 — Un peu de redoublement hier au soir, marqué par plus de fréquence dans le pouls, de sécheresse à la peau et moins d'humidité de la langue ; encore environ vingt-cinq selles , toujours du gargouillement dans les fosses iliaques, l'enduit vernissé de la langue a disparu , assez bon sommeil cette nuit ; même sécheresse , mais moins de chaleur à la peau ; pouls toujours fréquent, mais moins dur, moins vibrant (120);

le malade se trouve moins faible, il a de la somnolence, quelques rêvasseries cette nuit, râle sibilant en arrière à droite et à gauche

Limonade (*bis*), eau de Sedlitz à 12 gr., cataplasme sinapisé ce soir.

5 — Un peu de sommeil, cette nuit; quelques rêvasseries encore la nuit et pendant la journée, météorisme sans douleur de ventre, persistance du gargouillement, vingt selles; langue humide et poisseuse en arrière, un peu sèche à sa pointe, moins de soif, bouche pâteuse; même sécheresse, même chaleur de la peau, moins de fréquence du pouls (100); le malade demande à manger, quelques autres taches lenticulaires se sont montrées de nouveau.

Calomel, 12 gr. en 2 doses; cataplasme sinapisé, limonade gommée.

6 — Même état que la veille; cinq ou six selles; nouvelles taches lenticulaires.

2 verres d'eau de Sedlitz édulcorée.

7 — Dix ou douze selles, redoublement de fièvre hier au soir; ce matin, toujours beaucoup de sécheresse, mais moins de chaleur à la peau, le pouls conserve sa fréquence, la faiblesse et la prostration demeurent les mêmes; un grand nombre de taches lenticulaires sur le ventre et la poitrine, langue humide, encore un peu sèche à la pointe, point de rêvasseries.

Eau de Sedlitz, 1 verre.

8 — Quinze selles; peu de changement.

Calomel, 12 gr.

9 — Environ dix ou douze selles, le malade se sent mieux, il se trouve moins faible et paraît moins pros-

tré; le gargouillement persiste, mais sans douleur du ventre, la langue est d'un gris sale, sans sécheresse ; il y a moins de soif, moins de sécheresse de la peau ; même fréquence du pouls (100) qui est un peu moins dur et moins large, un peu de sommeil, quelques rêvasseries, râle muqueux.

Gomme capillaire, potion avec kermès 2 gr. et oxymel 1 once ; deux bouillons.

11 — Peu de changement depuis le 9, persistance du gargouillement du côté droit, de la fréquence du pouls ; faim.

Même prescription ; bain, le sixième d'aliments.

12 — Une bouteille d'eau de Sedlitz, seulement deux bouillons; pouls plus fréquent.

13 — Le malade est moins bien qu'il y a deux jours; faiblesse, prostration, stupeur plus marquées, somnolence, gargouillement, plusieurs selles abondantes, peau très sèche, pouls toujours dur et fréquent, langue poisseuse, sèche à sa pointe, sécheresse de la bouche, soif vive.

Calomel 12 gr., limonade gommée (*bis*), lavement, cataplasme sinapisé, diète.

14 — Un peu d'amélioration, facies meilleur, pouls toujours aussi fréquent, mais plus souple et moins dur (110); le gargouillement n'a pas disparu, léger météorisme du ventre, râle muqueux des deux côtés, en arrière ; beaucoup de faiblesse, les narines continuent à être sèches et pulvérulentes.

15 — Huile de ricin, 1 once et demie dans 4 onces d'eau de pourpier, édulcorée avec sirop tartareux, 1 once; deux bouillons coupés. Même état que la veille.

16 — La langue s'humecte, son enduit saburral

jaunâtre s'efface, désir des aliments ; on s'est aperçu, hier, que le malade en faisait venir du dehors, point de changement dans le pouls, plusieurs selles abondantes.

Gomme capillaire, looch avec kermès 3 gr.; deux bouillons.

17 — Le gargouillement n'a pas cessé un seul jour de se faire entendre, légère surdité depuis deux jours, encore un peu de somnolence et de prostration, la bouche est sèche; mais le malade dort la bouche ouverte : peu de soif, pouls toujours très fréquent (120), la peau ne s'assouplit point, le râle sibilant s'est étendu à toute la poitrine, toujours de l'appétit.

Calomel, 12 gr. (*illicò*); lavement, cataplasme sinapisé, diète.

18 — Point de changement; cinq ou six selles moins séreuses, plus liées.

Décoction de tomarin, julep avec kermès 3 gr. et oxymel scillitique 1 once; deux bouillons.

19 — La chaleur de la peau, la fréquence (80), la dureté et la résistance du pouls ont beaucoup diminué; la langue est moins sèche, il y a eu, hier, plusieurs selles toujours liquides; on permet deux soupes et deux bouillons.

Angélique vineuse ; 4 onces de vin de quinquina.

20 — Il y a eu un peu de délire hier, le malade s'est levé, voulant aller prendre un bain; surdité toujours très forte, deux selles ; il existe encore du gargouillement à droite, soif; le pouls est plus fréquent (120); céphalalgie.

Mêmes prescriptions.

21 — Le délire a continué hier toute la journée;

il y avait, le soir à cinq heures, un redoublement très fort ; une bouteille d'eau de Sedlitz a été administrée dans la soirée et a produit quelques selles; ce matin, le délire est dissipé, le malade est beaucoup mieux que la veille, la peau est beaucoup moins chaude ; mais le pouls conserve la même fréquence (120), un peu de sommeil la nuit, le râle sibilant persiste, une grande partie des taches lenticulaires a disparu.

Angélique vineuse, eau de Sedlitz, un bain de vingt minutes, deux soupes, deux bouillons.

23 — Eau gommeuse et sirop de limon, looch, diète, eau de Sedlitz.

24 — Mieux sensible, point de chaleur, point de sécheresse à la peau, pouls souple, sans dureté, beaucoup moins fréquent (80), quelques selles; le délire ne s'est point renouvelé, il y a eu un peu de sommeil.

Eau gommeuse, sirop de limon, looch, deux soupes, deux bouillons.

25 — Encore du gargouillement, de la somnolence et beaucoup de faiblesse; sueurs abondantes cette nuit, ce matin moiteur à la peau, sudamina au cou, sur la poitrine, les bras et le ventre; même état du pouls que la veille, soif peu vive, langue humide, blanche, trois selles.

Gomme, sirop capillaire, looch, deux riz au lait, deux tasses de lait, le huitième, un œuf.

26—Moins de somnolence et de stupeur, toujours un peu de dévoiement et de gargouillement, appétit très vif; il y a eu, hier au soir, un peu de redoublement de fièvre; il ne reste, ce matin, qu'un peu de fréquence du pouls, qui est la même que celle qui existait la veille (80).

Bain, même prescription.

27 — Malgré le bain , il y a toujours beaucoup de sécheresse de la peau, les sudamina ont disparu, le pouls conserve sa fréquence, la bouche est moins sèche , la langue plus nette et plus humide; il n'y a plus de prostration, la physionomie s'anime, l'amélioration paraît sensible.

Même prescription , moins le bain , le seizième.

28 — Les selles prennent de la consistance, il n'y a plus de gargouillement, point de redoublement le soir; le malade dort bien, il a peu de soif, beaucoup d'appétit; le pouls ne donne, ce matin, que soixante-seize, le malade peut se lever et marcher sans être soutenu.

Angélique vineuse, vin de quinquina, 4 onces, côtelette , le huitième.

1ᵉʳ mai. Pendant les deux jours précédents, rien de bien notable n'est survenu, il y a encore trois ou quatre selles dans les vingt-quatre heures; néanmoins le malade a très bon appétit, il dort bien, ses forces reviennent très rapidement.

Même prescription , le quart.

Depuis ce moment, la convalescence a marché sans entraves, l'appétit est devenu plus vif de jour en jour, les digestions se faisaient bien, et lorsque le malade sortit le 6 mai, il avait repris ses forces, et ne conservait qu'un peu de fréquence du pouls (80), peut-être habituelle chez lui.

SEPTIÈME OBSERVATION.

Salle Saint-Joseph, n° 33.

Bernès (Louis) de Bassouet (Gers), habite depuis

deux ans Paris, où il exerce le métier de menuisier ;
il est âgé de vingt-sept ans, de tempérament sanguin,
d'une constitution robuste et athlétique, il jouit ordinairement d'une bonne santé. Mercredi, 3o août, il
commença à ressentir, dans la région épigastrique,
une douleur accompagnée de perte d'appétit, ainsi
que quelques frissons : il continua néanmoins à tra-
vailler ; mais il lui fut impossible de manger. Le soir
et toute la nuit, il eut une fièvre très forte et ne put
fermer l'œil un instant. Le lendemain, la fièvre continua et, aux phénomènes que j'ai notés plus haut, vinrent s'ajouter de la céphalalgie, de la faiblesse, des
lassitudes dans les membres, des coliques et du dévoiement avec soif et amertume de la bouche. Cet état se
prolongea les jours suivants, il y avait quatre ou cinq
selles par jour accompagnées de coliques, redoublement de fièvre le soir et insomnie complète. On soumit
le malade, pendant tout ce temps, à l'usage d'une tisane de chiendent qu'il continua jusqu'au 3 septembre, jour de son entrée à l'hôpital, sans la moindre
amélioration.

Le lendemain, 4 septembre, nous le trouvâmes dans
l'état suivant : faiblesse considérable, lassitudes. Bernès est venu de son pied à l'hôpital, de la rue des
Brodeurs ; mais avec grande difficulté et soutenu par
ceux qui l'accompagnaient : forte céphalalgie susorbitaire, congestion, rougeur de la face, stupeur,
prostration, un peu de sommeil cette nuit. Quelques
envies de vomir depuis deux jours, deux vomissements hier, un vomissement ce matin, un peu de sensibilité à l'épigastre, coliques, dévoiement, bouche
amère, soif, langue très blanche, sans rougeur ; un

peu de gargouillement et de météorisme, respiration normale, point de râle, un peu de toux, chaleur à la peau, peu intense, pouls fréquent, point de saignements au nez, point d'éruption à la peau.

Limonade émétique 1 gr. et ipécacuanha 24 gr.; lavement, diète.

5 — Trois ou quatre vomissements peu abondants, environ trente selles, peu de soulagement, même faiblesse, même prostration, céphalalgie un peu plus forte, point encore de sommeil; cependant la nuit a été meilleure, la face est toujours congestionnée, l'œil paraît plus injecté, même tension, même météorisme, même sensibilité du ventre à la pression; pouls petit et très fréquent à cent vingt, peau chaude et sèche, un léger épistaxis pendant les efforts du vomissement.

Limonade, eau de Sedlitz à 12; lavement, diète.

6 — Cinq ou six selles, délire très fort, la nuit, porté jusqu'à un degré voisin de la fureur; ce matin, le délire persiste, mais il est plus tranquille, les yeux sont hagards, la figure est animée, un peu de céphalalgie, bouche sèche, langue blanche, un peu rouge à sa pointe; pouls dur, irrégulier, petit et moins fréquent (quatre-vingt-seize); chaleur du front peu considérable.

Limonade, eau de Sedlitz, 20 sangsues derrière les oreilles, lavement.

7 — Les sangsues n'ont amélioré que peu sensiblement l'état de Bernès, qui a eu encore beaucoup de délire cette nuit, quoiqu'un peu moindre que la veille; le pouls a repris sa fréquence (120), deux selles que le malade a lâchées sous lui sans en avoir connaissance; il a beaucoup de prostration, le visage est

toujours très coloré, la raison est encore un peu altérée ce matin.

Limonade, eau de Sedlitz, lavement.

8 — Point de changement, plusieurs selles encore
involontaires, même fréquence du pouls (100).

Limonade, eau de Sedlitz, lavement.

9 — Encore même état, selles toujours involontaires, un peu de sommeil.

Limonade (*bis*), eau de Sedlitz, cataplasme sinapisé,
lavement.

Ces prescriptions sont renouvelées le 10.

11 — Bernès paraît un peu mieux, il n'y a plus de
délire, physionomie meilleure, un peu de sommeil,
toujours céphalalgie dans toute la tête, bourdonnements d'oreilles, étourdissements, un peu de stupeur,
prostration toujours considérable, selles toujours très
fréquentes que le malade continue à laisser aller sous
lui, ventre plus souple, moins météorisé ; le gargouillement a toujours existé depuis l'admission de Bernès,
et existe encore, moins de fréquence dans le pouls
(90 puls.), même état de la peau et de la langue, quelques
taches lenticulaires, toujours un peu de désordre des
idées.

Limonade, eau de Sedlitz à 12, cataplasme sinapisé,
lavement.

12 — L'intelligence paraît plus nette, réponses plus
justes, selles abondantes encore involontaires ; les taches lenticulaires ont disparu.

Limonade, calomel 15 gr., cataplasme sinapisé.

13 — Point de changement.

2 verres d'eau de Sedlitz, cataplasme sinapisé.

14 — Il y a un peu d'amélioration ce matin, le vi-

sage est moins congestionné, il est moins égaré; la nuit a été très tranquille, le malade dit avoir assez bien dormi, il paraît avoir repris toute son intelligence; néanmoins il a encore lâché sous lui ses selles qui ont été moins abondantes (il a pris seulement un verre d'eau de Sedlitz), il a toujours beaucoup de prostration, sans somnolence, il boit souvent et beaucoup, il veut manger ce matin; ventre toujours un peu météorisé, douloureux à la pression, dans la fosse iliaque droite, seulement, où l'on trouve un peu de gargouillement, la respiration n'a jamais été troublée, il n'y a jamais eu de râle, il n'y a point de chaleur à la peau, le pouls reste constamment à 90 pulsations, un peu de céphalalgie.

Limonade, eau de Sedlitz 2 verres, cataplasme sinapisé.

15 — Un peu de mieux, le malade a demandé une fois le bassin, ce qu'il n'avait pas fait depuis plusieurs jours; selles abondantes, point de gargouillement ce matin, le pouls toujours petit et serré ne donne que 80 pulsations.

Limonade (*bis*), calomel 15 gr., cataplasme sinapisé.

16 — Cinq selles, gargouillement; Bernès a plusieurs fois demandé le bassin pour aller à la selle, il est moins prostré, il a toujours beaucoup de fièvre, plus de fréquence dans le pouls qu'hier (90), beaucoup de soif et de sécheresse de la langue.

Limonade (*bis*), eau de Sedlitz 2 verres, cataplasme sinapisé.

17 — L'amélioration se soutient, le malade a moins de prostration, il se couche de temps en temps sur le

côté, il n'a plus de congestion à la face, laquelle a été remplacée, depuis quelques jours, par un peu moins de stupeur, il n'a pas laissé une seule fois aller dans son lit ses matières, qui ont fourni trois selles, il a bien dormi, toujours du gargouillement, du météorisme, la peau conserve sa chaleur, la langue sa sécheresse, le pouls sa fréquence (90).

Limonade, eau de Sedlitz à 12, 2 verres.

18 — État sensiblement meilleur, assez bon sommeil cette nuit, point de stupeur, prostration des forces encore moindre, décubitus sur le côté aussi fréquent que sur le dos; langue blanche, humectée, sans rougeur, moins de soif, un peu d'appétit, trois selles seulement; toujours un peu de météorisme, de sensibilité du ventre à la pression et de gargouillement; point de chaleur ni sécheresse à la peau et quelques sudamina, pouls moins fréquent (80 puls.).

Limonade, eau de Sedlitz à 12, 2 verres.

19 — Une seule selle, point de gargouillement, point de sensibilité ni de météorisme du ventre qui est souple et affaissé; toujours de la soif, peu de mémoire, même fréquence du pouls (80), l'appétit continue à se faire sentir.

Limonade, lavement, deux bouillons.

20 — Commencement de convalescence, point de fièvre, point de sécheresse, de chaleur à la peau; moindre fréquence du pouls (70 puls.), point de redoublement le soir, langue humide, moins de soif, bon appétit, bon sommeil, point de céphalalgie, point de prostration ni de stupeur, seulement beaucoup de faiblesse; quand le malade descend de son lit, il a encore quelques tournoiements de tête, le gargouillement ni

la douleur du ventre n'ont reparu, trois selles presque solides.

Limonade vineuse, vin de quinquina 2 onces, lavement, 2 bouillons.

21 — Bernès continue à avoir de l'appétit, il a moins de soif, sa langue se nettoie, il a eu une seule selle hier, il dort bien.

Vin de quinquina 4 onces, même tisane; on ajoute à ses 2 bouillons 2 potages.

22 — Le malade s'est levé un peu hier, il n'a plus de soif, il a mangé avec appétit ses deux potages qu'il a bien digérés; son sommeil est très bon, le pouls demeure à 70 pulsations.

Mêmes prescriptions, un peu de pain à ses repas, le 178.

23 — Les forces reviennent, Bernès est resté dans le jardin, hier, pendant trois heures; il a eu deux selles sans dévoiement, il se plaint de ne pas manger assez; langue rosée, humide, point de soif, un peu plus de fréquence du pouls (80 puls.).

Mêmes prescriptions.

26 — Le malade reste levé toute la journée, il dort bien, mange avec très bon appétit et digère bien; il n'a point de dévoiement, on lui donne le quart de la portion d'aliments.

Deux jours après, il mangeait la demie et il sortit dans les premiers jours d'octobre, entièrement rétabli. Sa convalescence n'a pas été un seul jour entravée par le moindre accident.

Nota (1). Il y a eu, le 6 septembre, deux jours après

____

(1) Ces réflexions sont de M. Rochoux, mon interne.

l'entrée du malade, une application de vingt sangsues derrière les oreilles, à l'aide desquelles on a tâché de dissiper la congestion de la face et le délire; mais, comme on a pu le voir, elles n'ont été que d'un très faible secours, puisque les accidents n'ont été diminués que d'une très petite quantité, encore pourrait-on attribuer, sans injustice ni prévention, une part égale dans le léger changement survenu à l'eau de Sedlitz. Une amélioration marquée, la cessation du délire, la diminution de la congestion faciale ne se sont montrées que trois ou quatre jours après l'application des sangsues, quand leur effet ne pouvait plus se faire sentir.

Je dois ajouter que cette évacuation n'a point augmenté l'état de prostration de Bernès, effet assez commun dans cette maladie.

HUITIÈME OBSERVATION.

Salle Saint-Joseph, n° 14.

Piret (Jules), âgé de dix-neuf ans, commis dans la nouveauté, de Bois-d'Arcy (Seine-et-Oise), habite Paris depuis six ans. Il a les membres assez grêles; mais il jouit habituellement d'une bonne santé, son tempérament paraît être lymphatique.

Il a commencé à ressentir, dans les derniers jours du mois de mai, des douleurs de reins, de la faiblesse dans les membres, de la céphalalgie, des étourdissements avec perte d'appétit, des frissons et fièvre revenant tous les soirs, phénomènes auxquels vint se joindre, le 7 juin seulement, un peu de dévoiement qui n'a pas cessé d'exister depuis ce moment. Ce dévoiement durait depuis cinq jours quand il fut admis à l'hôpital Necker, le 12 juin 1837. Nous trouvâmes, lors de son admission, Jules Piret dans l'état suivant :

Faiblesse très grande, et cependant le malade a pu venir de son pied, du bureau central, mais avec grande peine et beaucoup de temps. Il avait été obligé de s'arrêter souvent pendant le trajet, et arrivé dans la salle qui devait le recevoir, il n'a gagné son lit qu'avec beaucoup de difficulté, trébuchant à chaque pas, et obligé de se tenir, pour ne pas tomber, aux bancs des lits. Sentiment de brisure, de douleur dans les genoux et les reins, douleur continuelle, pesanteur dans la région épigastrique augmentant par la pression, qui cause aussi, dans la fosse iliaque droite, une sensation douloureuse assez vive, existant quelquefois d'elle-même ; gargouillement très remarquable en ce lieu, dévoiement abondant, selles liquides, jaunes, très fréquentes ; beaucoup de soif, langue humide, rouge à sa pointe, lèvres sèches et d'un rouge vif, sécheresse et amertume très grandes de la bouche.

Respiration normale, point de râle, peau chaude, brûlante, couverte de sueur, surtout à la face, qui est d'un rouge vif ; pouls fréquent et dur, point de sommeil.

Limonade gommée, ipécacuanha 24 gr., et tartre stibié 1 gr.

13 — Six ou sept vomissements bilieux abondants, environ cinquante selles, même douleur du ventre, même gargouillement, un peu moins d'étourdissements, cent pulsations ; la faiblesse, la douleur des membres, la soif n'ont éprouvé aucun changement,

il n'y a point de délire, quelques taches lenticulaires au cou.

Chiendent et nitrate de potasse 12 gr., limonade, péd. sinapisé, lavement.

14 — Selles encore très fréquentes (quarante environ), redoublement de fièvre très fort, hier au soir, céphalalgie, étourdissements quand le malade se lève ou est assis, insomnie, un peu de délire la nuit, un peu de stupeur, prostration très grande des forces, la douleur du ventre et le gargouillement persistent à droite dans la fosse iliaque; la langue est toujours sèche et rouge à ses bords et à sa pointe, la peau brûlante, le pouls dur, un peu moins fréquent (90 pulsations).

Limonade (*bis*), péd. sinapisé, lavement.

15 — Nombreuses selles, redoublement hier au soir, délire toute la nuit, continuant encore ce matin, agitation, mais en même temps prostration, visage sombre, inquiet, la peau est sèche et brûlante, le visage est coloré, la soif toujours vive, le pouls a la même fréquence qu'hier, gargouillement, météorisme, douleur du ventre.

Limonade (*bis*), eau de Sedlitz à 12 gros, cataplasme sinapisé, lavement.

16 — Encore cinquante selles dans les vingt-quatre heures, point de météorisme ce matin, mais beaucoup de gargouillements, rêvasseries, délire, prostration plus considérable, somnolence, stupeur, langue sèche, dents fuligineuses; le pouls est sans dureté, un peu plus fréquent (100); taches lenticulaires plus nombreuses.

Limonade (*bis*), eau de Sedlitz à 8 gr., cataplasme sinapisé, lavement.

17 — Il y a peu de changement dans l'état du malade, seulement un peu moins de délire ; selles toujours fréquentes, toujours rien à noter du côté de la respiration.

Limonade et chiendent, réglisse avec sirop de limon, eau de Sedlitz, cataplasme sinapisé.

18 — Un peu d'amélioration ce matin, il n'y a plus de délire, moins de coloration de la face, moins de chaleur et de sécheresse à la peau, un peu de sommeil la nuit, langue moins rouge, toujours sèche et râpeuse, beaucoup de soif, douze selles encore hier, point de râle, encore beaucoup de stupeur, de somnolence et de prostration.

Chiendent et limonade (*bis*), eau de Sedlitz à 8, cataplasme sinapisé.

19 — La face est plus colorée ce matin, il y a des douleurs de tête très fortes, le pouls est embarrassé, le délire ne s'est pas renouvelé, dix selles, pouls aussi fréquent.

Chiendent, réglisse, eau de Sedlitz, compresses froides sur le front, cataplasme sinapisé.

20 — Beaucoup de délire cette nuit, ce matin, la face est très colorée ; la peau est chaude et sèche, épistaxis peu abondant, langue poisseuse, moins sèche, toujours très rouge, soif très vive, quinze selles, toujours un peu de météorisme du ventre, de gargouillement et de douleur à la pression dans la fosse iliaque droite, symptômes qui n'ont cessé d'exister ; un peu de râle sibilant dans toute l'étendue de la poitrine, stupeur et prostration toujours très considérables, forte

céphalalgie, un peu moins de fréquence du pouls (80 pulsations).

Tamarin et sirop de gomme, gomme, sirop de limon, looch avec kermès, 2 grains, cataplasme sinapisé.

21 — Huit ou dix selles au moins, le malade en a laissé aller plusieurs sous lui, même état que la veille, même prescription.

22 — Le délire persiste, la stupeur fait des progrès, épistaxis, augmentation de fréquence du pouls (100) qui est toujours un peu mou, il y a toujours de la prostration, de la douleur à la pression et du gargouillement dans la fosse iliaque droite, cinq ou six selles.

Gomme capillaire, eau de Sedlitz à 8, looch avec kermès, oranges.

23 — Moins de stupeur, moins de prostration ; le malade peut se coucher sur le côté, le pouls est descendu à soixante-douze pulsations ; il y a eu un peu de sommeil, il y a moins de sensibilité à la pression dans la fosse iliaque droite, douze selles environ, langue moins sèche, moins de chaleur à la peau, point de râle.

Limonade édulcorée, calomel 8 gr., looch kermétisé, lavement, diète.

24 — Sept à huit selles, assez bonne nuit, encore moins de stupeur, même fréquence peu considérable du pouls (70), peau moins aride, moins chaude, la langue s'humecte davantage.

Limonade 2 verres, eau de Sedlitz, lavement, diète.

25 — Limonade, eau de Seltz vineuse, looch, 4 tasses de lait sucré.

26 — Mieux, point de fièvre, point de chaleur à la peau, langue humide; le ventre n'est plus météorisé, il est toujours un peu sensible à la pression, encore un peu de stupeur et de prostration.

Même prescription, bain, 2 riz au lait.

27 — Le malade a très bien dormi cette nuit, la stupeur a presque complètement disparu, sourire; Piret est resté assis sur son lit, hier, pendant une heure et demie, sans avoir d'étourdissements; il a mangé son lait et ses deux potages avec plaisir et sans être incommodé. Il a eu seulement deux selles, la langue est blanche et humide, encore beaucoup de soif, peau sans chaleur ni sécheresse, pouls sans fréquence (soixante-dix); un peu de gargouillement et de sensibilité à la pression dans la fosse iliaque droite, quelques sudamina, il reste encore plusieurs taches lenticulaires.

Eau de Seltz vineuse, 2 soupes, 2 bouillons.

28 — Le malade s'est levé un peu, hier, il a fait plusieurs tours dans le jardin, soutenu par un bras; il dort bien, il a très bon appétit.

Eau de Seltz vineuse, 2 soupes, 2 bouillons, le 1716.

29 — Le malade reprend ses forces, il est resté plus longtemps au jardin, hier, cependant il eut un peu de redoublement; ce matin il n'y a point de fièvre, ni sécheresse, ni chaleur à la peau, ni fréquence du pouls; langue humide, toujours de la soif, un peu de douleur encore dans la fosse iliaque droite,

sans gargouillement; point de selles depuis deux jours.

2 vermicelles, le 174; même prescription, angélique vineuse.

2 juillet. La convalescence marche bien, l'appétit est très bon, les digestions se font bien, sommeil, peu de faiblesse, point de fièvre (soixante puls.); deux selles, l'une spontanée, solide, l'autre à l'aide d'un lavement.

Même prescription.

5 — Les forces reviennent, le malade est resté levé hier toute la journée, selles régulières depuis quelques jours, une seule selle solide par jour; bon sommeil, quelques sudamina depuis quelques jours.

Vin de quinquina, 4 onces, la 172.

Rien de nouveau ne s'est offert à notre examen depuis ce moment; le malade a continué à reprendre ses forces de jour en jour, il dormait bien, mangeait et digérait bien, et lorsqu'il sortit, le 10, il ne lui restait qu'un peu de faiblesse encore.

NEUVIÈME OBSERVATION.

Salle Saint-Joseph, n° 6.

Lacour (Auguste), âgé de dix-neuf ans, de Reims, habite depuis sept mois Paris, où il exerce le métier de serrurier. Il est d'une taille au dessus de la moyenne, de constitution robuste, de tempérament sanguin lymphatique. Il fut pris samedi dernier, 8 août, sans cause connue, de perte d'appétit avec lassitude, étourdissements, faiblesse considérable, frisson et fièvre, il garda le lit toute la journée du mercredi, et son état demeurant le même, malgré le repos, il alla se présenter, le jeudi matin, à la consultation de l'hôpital Necker, où on lui conseilla une saignée du bras qui ne lui apporta aucun soulagement, loin de là, son état empirant les jours qui suivirent : il se fit conduire à cet hôpital le lundi et y arriva de son pied, mais soutenu par les personnes qui l'accompagnaient, dans l'état suivant :

14 août. Faiblesse considérable, courbature, abattement, stupeur, somnolence, étourdissements, ventre tendu, météorisé, sans douleur à la pression, gargouillement, point de selles depuis six jours (il y avait eu, il y a un mois, du dévoiement pendant trois ou quatre jours, au bout desquels il disparut); la langue est sèche, couverte d'un enduit jaune et poisseux, sans rougeur aux bords ou à la pointe; soif peu considérable, inappétence, mauvaise bouche, point de vomissements, un peu de céphalalgie; la peau est sèche, rude, peu chaude, le pouls est large et fort peu fréquent (quatre-vingts pulsat.); il n'y a point de taches lenticulaires, un peu d'oppression que le malade rapporte au creux épigastrique ou à la partie inférieure du sternum, sans trouble de la respiration, ni toux, ni expectoration, ni râle.

Limonade, ipécacuanha 24 gr., et émétique 1 gr., lavement, diète.

15 — Saignement de nez hier, plusieurs vomissements de matières bilieuses vertes, point de selles, enduit râpeux, sec, jaunâtre de la langue, avec un peu de rougeur à la pointe; bouche amère, sèche, soif peu vive, lèvres desséchées, poils du nez pulvérulents; le

ventre est tendu et météorisé, douloureux à la pression, sans douleur habituellement, hors le moment
de la pression; point de gargouillement, un peu de
râle dans toute l'étendue de la poitrine, peau chaude,
moins sèche qu'hier, pouls fort, plus fréquent (quatre-
vingts pulsations); la stupeur, la somnolence, la prostration des forces sont considérables; le malade ne peut
rester assis sans être soutenu, et si on l'abandonne, il
retombe lourdement.

Limonade, eau de Sedlitz à 12, lavement, diète.

16 — Le malade n'ayant pas eu de selles hier, toute
la journée, malgré l'administration d'une bouteille
d'eau de Sedlitz, on lui fit avaler, le soir, deux onces
d'huile de ricin qui lui procurèrent une selle très
abondante; ce matin, il semble un peu mieux, il a la
figure moins soucieuse, il cause et sourit même un
peu, il a toujours beaucoup de prostration; mais
moins de somnolence, un peu de gargouillement à
gauche, langue sèche et jaune à sa partie antérieure,
grisâtre et poisseuse à sa partie postérieure, bouche
sèche, pâteuse, soif plus vive, moins de fréquence du
pouls (quatre-vingts puls.); peu de chaleur et de sécheresse à la peau, une ou deux taches lenticulaires.

Limonade, eau de Sedlitz, lavement.

17 — État moins bon qu'hier, plus de stupeur,
d'abattement, beaucoup de somnolence; langue
plus sèche, peau plus chaude, pouls aussi fréquent,
météorisme du ventre qui est redevenu douloureux à la
pression, gargouillement, selles peu abondantes.

Limonade (*bis*), eau de Sedlitz, lavement, diète.

18 — Amélioration ce matin, le malade est moins
abattu, moins affaissé; cependant il a encore beaucoup

de somnolence, mais peu de sommeil ; le ventre est moins tendu, moins météorisé, il est toujours sensible à la pression : il y a eu trois selles hier, la première très copieuse, les deux dernières beaucoup moins abondantes ; moins de soif, pouls moins fréquent (soixante-dix puls.), toujours large et fort, peau très sèche, dents ternes, poisseuses.

Limonade, eau de Sedlitz à 12, lavement.

19 — Le malade a moins de stupeur et moins de prostration, il se couche quelquefois sur le côté, néanmoins il a encore beaucoup d'étourdissements et d'éblouissements, moins de sensibilité du ventre à la pression, moins de tension ; le gargouillement persiste, moins de sécheresse de la langue, qui offre du reste le même aspect ; soif toujours très vive, peau chaude, plus humide ; quelques sudamina, pouls plein, fort, mais peu fréquent (soixante-dix puls.), quatre ou cinq selles très fluides.

Limonade, huile de ricin, lavement, diète.

20 — Une seule selle très abondante, encore moins de tension du ventre, langue plus humide, un peu plus de fréquence dans le pouls (90 pulsat.).

Limonade, eau de Sedlitz à 12, lavement, diète.

21 — Trois selles abondantes dans les vingt-quatre heures, crachats jaunâtres âcres, un peu de râle sibilant, pouls toujours dur et fréquent (quatre-vingt-dix pulsations).

Limonade, gomme, calomel, 16 grains, lavement, diète.

22 — Une seule selle très copieuse, redoublement le soir, point de changement.

Limonade , huile de ricin , 5 onces , lavement diète.

23 — Trois selles hier assez abondantes, moins de tension du ventre ; mais toujours beaucoup de gargouillement : le pouls est retombé à 70 pulsations, la peau est couverte de sueur, elle offre quelques sudamina au cou, il y a toujours beaucoup de prostration et de somnolence , jamais de rêvasseries.

La même, prescription.

24 — Un peu de mieux, point de chaleur à la peau, même fréquence du pouls que la veille ; l'aspect de la langue ne varie pas, il y a toujours de la soif et de la sécheresse de la bouche, ce qui n'empêche pas le malade de se sentir le besoin de quelques aliments; il y a moins de stupeur, un peu moins de prostration , et encore quelques étourdissements quand le malade est assis.

Limonade, 2 bouillons, diète.

25 — Trois selles assez fortes, le mieux se soutient, encore moins de stupeur et d'anéantissement des forces, très bon sommeil cette nuit, moins de sécheresse de la langue, moins de soif, le ventre s'affaisse, il n'est plus douloureux, encore un peu de chaleur et de sécheresse de la peau, mais sans fréquence du pouls, qui ne donne plus que 60 pulsations, appétit.

Limonade vineuse, vin de quinquina, 3 onces, lavement, 2 soupes, 2 bouillons.

26 — Malgré un redoublement assez fort de la fièvre, hier au soir, le malade est encore mieux ce matin que la veille; il a dormi d'un très bon sommeil cette nuit, aujourd'hui la peau est tout à fait sans chaleur, quoi-

qu'elle soit encore un peu sèche; le pouls est descendu à 5o pulsations, la langue s'humecte, point de gargouillement depuis deux jours, selles difficiles, la stupeur continue à diminuer.

Même prescription, bain.

27—Encore un peu de sécheresse, d'aridité à la peau malgré le bain que le malade a très bien supporté; sudamina répandus en grande quantité autour du cou et sur la poitrine; la langue se nettoie, elle est rosée sur les côtés, encore un peu jaune et sèche au centre, peu de soif, bon appétit, deux selles hier, sans dévoiement; prostration beaucoup moindre, point de somnolence, encore un peu de stupeur, très bon sommeil, pouls bien développé, sans fréquence, un peu de redoublement de fièvre hier au soir.

Angélique vineuse, vin de quinquina, 4 onces, lavement, deux soupes, deux bouillons.

28 — Le malade reprend ses forces, il s'est levé hier sans aide pour aller à la chaise, il n'a plus de stupeur, il dort très bien, il a bon appétit, il a eu deux selles encore hier, sans dévoiement; la langue est humide et très nette, il y a toujours, le soir, un redoublement de fièvre.

Angélique vineuse, vin de quinquina, lavement, deux soupes, deux bouillons, le huitième.

3r — Depuis le 29, le malade mange le quart de la portion d'aliments, la convalescence marche bien, le sommeil et l'appétit sont toujours très bons, la langue est humide et a repris son aspect normal, point de fièvre, point de fréquence du pouls, chaleur douce à la peau.

4 septembre. Jusqu'ici le malade n'était resté de-

bout que très peu de temps chaque jour, ses forces ne lui laissant pas le loisir de faire davantage; mais hier, il est resté levé toute la journée; il continue à bien dormir, à manger avec bon appétit, il va à la selle tous les jours, sans dévoiement, on lui donne la demi-portion, et il sort le 6 septembre, presque entièrement rétabli.

DIXIÈME OBSERVATION.

Salle Saint-Joseph, n° 20.

Touzé (René   ), âgé de vingt-neuf ans, artiste d'Angers (Maine-et-Loire), doué d'une constitution robuste, fut pris tout à coup, sans cause connue, le dimanche 13 août 1837, d'une céphalalgie très violente avec perte d'appétit, faiblesse générale et fièvre très forte. Il fut forcé de prendre le lit, et jusqu'au mardi suivant, il demeura dans le même état. Le mardi, un peu de dévoiement qui ne se renouvela pas le lendemain; le mercredi, saignement au nez peu abondant : à la fièvre, à la perte de l'appétit et à la faiblesse générale vinrent se joindre bientôt l'insomnie et du délire; ce dernier phénomène parut céder à l'application de quelques sinapismes aidés d'une saignée du bras. Du reste, le dévoiement ne reparaissait pas, il y avait même un peu de constipation depuis quelques jours, coïncidant avec un peu de gargouillement dans une des fosses iliaques; ce qui avait engagé le médecin à administrer, le samedi matin au malade, une bouteille d'eau de Sedlitz qu'il venait de prendre quand on l'amena à l'hôpital (tous ces détails m'ont été donnés par un jeune médecin qui soigna le malade jusqu'au moment où il quitta son domicile).

Le 19 août, à huit heures du matin environ, le malade nous fut amené en voiture, nous le trouvâmes dans l'état suivant : Faiblesse très grande, un peu d'abattement, impatience, agitation, répugnance à rester à l'hôpital, beaucoup de céphalalgie, peau sèche, chaude, pouls fort et fréquent, beaucoup de soif, langue couverte d'un enduit saburral épais, d'un gris jaunâtre non poisseux, très large; point de douleur du ventre, un peu de gargouillement dans la fosse iliaque droite, quelques selles depuis l'administration de l'eau de Sedlitz, point d'engouement pulmonaire, point de râle, étourdissement, insomnie.

Limonade, ipécacuanha 24 gr., et émétique 1 gr.; lavement, pédiluve sinapisé.

20 — Le malade a vomi plusieurs fois hier, mais peu abondamment chaque fois, il a eu plusieurs selles, il a peu dormi la nuit; mais il n'a pas de délire : il a été assez calme ce matin, il se sent un peu soulagé, il n'a point d'agitation, le facies n'est point soucieux, léger sourire, toujours beaucoup de faiblesse et d'étourdissement, décubitus continuel sur le dos, enduit blanc, épais de la langue, sans rougeur; soif très vive, gargouillement, un peu de tension sans douleur du ventre, peau chaude et sèche, surtout le soir, pouls large, fort, fréquent; quelques taches lenticulaires sur le ventre et la poitrine.

Même tisane, eau de Sedlitz à 12 gr., lavement, cataplasme sinapisé, diète.

21 — Un peu de rêvasseries cette nuit, somnolence, étourdissements toujours très forts; toujours beaucoup

de gargouillement et de météorisme, sans douleur du ventre; plusieurs selles abondantes, même état du pouls, de la peau et de la langue.

Limonade, eau de Sedlitz à 12 gr., lavement, cataplasme sinapisé, diète.

22 — Cinq ou six selles hier, le gargouillement persiste, la faiblesse, les bourdonnements d'oreilles et les étourdissements ont toujours beaucoup d'intensité; la bouche est très sèche, la soif vive, la langue couverte d'un enduit jaune, épais à sa base; il y a peu de sommeil, 80 pulsations larges et fortes.

Limonade, huile de ricin, 2 onces, lavement, cataplasme sinapisé.

23 — Moins d'agitation la nuit; mais encore un peu de rêvasseries : cinq ou six selles encore, même gargouillement, langue moins poisseuse, même sécheresse de la bouche, même intensité de la soif, un peu moins de chaleur et de sécheresse à la peau; pouls toujours à 80 pulsations aussi fortes, point de céphalalgie, insomnie, faiblesse; le malade paraît toujours dormir quand on approche de son lit.

Même purgatif et même prescription.

24 — Quatre selles, un peu moins de tension du ventre, moins de chaleur à la peau; mais plus de fréquence du pouls (100) : peu de sommeil, rêvasseries; tremblement de la lèvre inférieure, peu de changement.

Limonade (bis), lavement, diète.

25 — Malgré la suspension des purgatifs pendant toute la journée d'hier, le malade a eu encore trois selles, pendant les 24 heures; il n'y a aucun changement dans son état.

Limonade, eau de Sedlitz, lavement, diète, cataplasme sinapisé.

26 — Six selles abondantes, moins de tension et de
météorisme du ventre, encore un peu de gargouillement, moins de chaleur à la peau, moins de fréquence
du pouls (8o pulsations, toujours très fortes), soif encore très vive, langue toujours un peu jaune et poisseuse, même faiblesse, même étourdissement, rêvasseries, somnolence.

Limonade, eau de Sedlitz, lavement, diète, cataplasme sinapisé.

27 — Un peu d'appétit, faiblesse, abattement toujours considérable, enduit de la langue moins jaune,
moins poisseux; le gargouillement persiste, mais il y
a moins de chaleur à la peau, moins de fréquence du
pouls, qui donne seulement 70 pulsations; il y a eu hier
plusieurs selles abondantes, encore quelques étourdissements, un peu de mieux.

Limonade, lavement, deux laits sucrés.

28 — Ce matin, beaucoup de somnolence, un peu
de désordre dans les idées; le malade s'inquiète vivement de l'état de ses affaires, il a eu de la rêvasse-
rie cette nuit, l'enduit poisseux et jaune de la langue
persiste au même degré qu'hier, beaucoup de soif, le
gargouillement n'a pas diminué, il y a eu deux selles
et dévoiement, la peau est redevenue plus sèche et plus
chaude, le pouls plus fréquent (90); toujours décubitus
dorsal; point de râle.

Limonade (*bis*), eau de Sedlitz à 12, lavement,
diète.

29 — L'administration du purgatif a été suivie de
plusieurs selles, il y a moins de somnolence ce matin;

mais la peau conserve sa chaleur et sa sécheresse et le pouls est encore augmenté en fréquence (100); le gargouillement reste le même.

Même prescription que la veille, cataplasme sinapisé.

30 — Le malade a été plus tranquille cette nuit, il est toujours très affaissé, la somnolence existe encore quoiqu'à un moindre degré, point de ballonnement du ventre, même gargouillement, enduit moins poisseux de la langue, moins de fréquence du pouls (80), plusieurs selles.

Limonade, calomel 15 gr., lavement, diète.

31 — Il y a moins d'abattement ce matin ; le malade sourit quand on approche de son lit, il a encore eu par intervalles un peu de délire cette nuit; du reste, point d'autres changements, plusieurs selles dont le nombre est ignoré; peu de sommeil.

Limonade, eau de Sedlitz à 12, lavement, cataplasme sinapisé.

1ᵉʳ *septembre*. Un peu d'amélioration ce matin dans l'état général, il y a moins d'indifférence dans l'expression des traits, point de chaleur à la peau, point de fréquence dans le pouls (70), le ventre n'est ni tendu, ni météorisé ; gargouillement à gauche, la soif est toujours vive, la langue est bonne à sa base, moins poisseuse, plusieurs selles, moins d'inquiétude, encore un peu d'étourdissement.

Limonade, calomel 15 gr., lavement, deux laits sucrés.

2 — Le mieux se soutient ; décubitus sur le côté, physionomie encore un peu soucieuse, le malade adresse la parole sans qu'on lui parle, point d'étour-

dissement, point de céphalalgie, moins de soif, peu d'appétit, point de selles, même fréquence du pouls que la veille.

Limonade, eau de Sedlitz, lavement, 2 laits sucrés.

5 — Plusieurs selles, ventre très affaissé, toujours un peu de somnolence, mais moins de prostration des forces ; le pouls a la même fréquence, il est calme, plus souple ; il n'y a point de céphalalgie ni d'étourdissement.

Limonade vineuse, lavement, 2 bouillons coupés.

4 — Point de selles depuis 24 heures, le pouls est plus fréquent qu'hier (90), il y a un peu de sueur, mais sans sudamina ; la langue se nettoie, il y a peu de soif et peu d'appétit, un peu de gargouillement.

Limonade vineuse, lavement, diète, 2 bouillons, 2 soupes.

5 — Amélioration marquée, bon sommeil cette nuit, appétit, peu de soif, enduit moins poisseux de la langue, point de selles, cependant beaucoup de gargouillement encore ; le pouls est retombé à 70 pulsations.

Limonade vineuse, lavement, bain, 2 soupes, 2 bouillons.

6 — Le gargouillement n'existe plus ce matin, il y a eu hier, dans la journée, une selle abondante, toujours liquide, langue plus nette, beaucoup d'appétit ; le malade se plaint de ne pas manger, point de chaleur, ni sécheresse à la peau, plus de fréquence dans le pouls que la veille (80), toujours beaucoup d'affaissement des forces.

Même prescription, moins le bain.

7 — Le malade a bien dormi cette nuit, il a mangé avec avidité et très bien digéré ses deux potages qui ne lui suffisent plus ; il s'est levé une partie de la journée, hier, ses forces reviennent, une seule selle.

Limonade vineuse, vin de quinquina, 4 onces, lavement, le quart.

Dès ce moment, la convalescence continua à marcher avec rapidité, les forces se rétablirent promptement, et le malade put partir le 10 septembre, presque complétement rétabli.

J'aurais pu signaler un beaucoup plus grand nombre d'observations ; mais afin de ne pas fatiguer le lecteur, j'ai pensé que les dix, dont il vient d'être question, seraient suffisantes pour faire apprécier ma méthode. Si on la met en usage en temps opportun, je ne doute pas que mes confrères ne soient bientôt convaincus comme moi que ses bienfaits sont bien supérieurs à ceux de tous les autres traitements préconisés. Ils verront d'ailleurs qu'avec ceux-ci la nature est toujours obligée de faire ce que j'opère au moyen des purgatifs ; que, sans cela, il n'y a pas de guérison possible.

FIN.

TABLE DES MATIÈRES.

FIN DE LA TABLE DES MATIÈRES.